Thomann Wenn das Knie schmerzt …

Dr. med. Klaus-Dieter Thomann

Wenn das Knie schmerzt ...

Verletzungen und Erkrankungen des Kniegelenks
Ursachen und Behandlung
Was man selbst zur Vorbeugung tun kann

TRIAS THIEME HIPPOKRATES ENKE

Anschrift des Autors:

Dr. med. Klaus-Dieter Thomann
Arzt für Orthopädie, Rheumatologie, Sozialmedizin
Landesarzt für Körperbehinderte in Hessen
Hammarskjöldring 141
D-6000 Frankfurt 50

Umschlaggestaltung und Konzeption der Typographie:
B. und H. P. Willberg, Eppstein/Ts.

Umschlagzeichnung und Textzeichnungen:
Friedrich Hartmann, Stuttgart

CIP-Titelaufnahme der Deutschen Bibliothek

Thomann, Klaus-Dieter:
Wenn das Knie schmerzt : Verletzungen und Erkrankungen des Kniegelenkes ; Ursachen und Behandlung ; was man selbst zur Vorbeugung tun kann / Klaus-Dieter Thomann. – Stuttgart : TRIAS Thieme Hippokrates Enke, 1991

Wichtiger Hinweis:

Wie jede Wissenschaft ist die Medizin ständigen Entwicklungen unterworfen. Forschung und klinische Erfahrung erweitern unsere Erkenntnisse, insbesondere was Behandlung und medikamentöse Therapie anbelangt. Soweit in diesem Werk eine Dosierung oder eine Applikation erwähnt wird, darf der Leser zwar darauf vertrauen, daß Autoren, Herausgeber und Verlag große Sorgfalt darauf verwandt haben, daß diese Angabe dem Wissensstand bei Fertigstellung des Werkes entspricht.

Für Angaben über Dosierungsanweisungen und Applikationsformen kann vom Verlag jedoch keine Gewähr übernommen werden. Jeder Benutzer ist angehalten, durch sorgfältige Prüfung der Beipackzettel der verwendeten Präparate und gegebenenfalls nach Konsultation eines Spezialisten festzustellen, ob die dort gegebene Empfehlung für Dosierungen oder die Beachtung von Kontraindikationen gegenüber der Angabe in diesem Buch abweicht. Eine solche Prüfung ist besonders wichtig bei selten verwendeten Präparaten oder solchen, die neu auf den Markt gebracht worden sind. Jede Dosierung oder Applikation erfolgt auf eigene Gefahr des Benutzers. Autoren und Verlag appellieren an jeden Benutzer, ihm etwa auffallende Ungenauigkeiten dem Verlag mitzuteilen.

Satz und Druck:
Druckhaus Götz KG, D-7140 Ludwigsburg
(Linotype System 5 [202])

ISBN 3-89373-142-3 1 2 3 4 5 6

Knieschmerzen – ein Signal

Die Knie tragen uns Tag für Tag, wir brauchen sie beim Sitzen, Stehen und Laufen. Sie leisten Schwerstarbeit, und wir beachten sie erst, wenn sie sich durch Schmerzen, eine Schwellung oder die Einschränkung der Beweglichkeit bemerkbar machen. Kniebeschwerden können vielfältige Ursachen haben. Vielleicht haben wir sie überlastet oder uns ein Knie »verdreht«. Manchmal reicht auch schon eine lange Busfahrt oder ein Kinobesuch, bei dem wir beengt saßen, um die Knie rebellisch zu machen. Schmerzen sind ein sicheres Zeichen dafür, daß »etwas nicht in Ordnung ist«.

Nicht immer ist die Diagnose so einfach wie bei dem 35jährigen Patienten, der, von zwei Freunden gestützt, gleich morgens als erster die Praxis betritt. Er hatte am Tag zuvor Fußball gespielt und berichtet:

»Es ist gar nichts Schlimmes passiert, ich habe mir das Knie verknackst. In dem Moment, als ich mit dem rechten Fuß geschossen habe, bekam ich einen fürchterlichen Schmerz in das linke Kniegelenk (Abb. 15, S. 74). Ich bin umgefallen und konnte das Knie nicht mehr strecken. Ich dachte, ich warte bis heute, es wird sich schon bessern, aber es hat sich nichts getan. Es wird doch hoffentlich nicht der Meniskus sein?«

Ich untersuche den Patienten, er hält das Knie gebeugt, jede stärkere Bewegung schmerzt ihn. Nachdem ich zur Sicherheit ein Röntgenbild angefertigt habe, um keine Verletzung des Knochens zu übersehen, kann ich seine eigene Annahme nur bestätigen:

»Ihre Vermutung stimmt. Sie haben sich eine Verletzung des inneren Meniskus zugezogen, wahrscheinlich hat er sich an einer Stelle aus der Verankerung gelöst und in das Gelenk eingeschlagen. Die Menisken sind zwei kleine Knorpelscheiben, die einer hohen Beanspruchung ausgesetzt sind und vor allem bei Drehbewegungen einreißen können. Es ist nicht sinnvoll, Sie jetzt mit Verbänden oder einem Gips zu behandeln. Ich möchte Ihnen einen kleinen Eingriff empfehlen, um den verletzten Teil des Meniskus zu entfernen. Man bezeichnet die Operation als Kniespiegelung oder Arthroskopie. Dabei wird eine Sonde unter Betäubung in das Knie eingeführt, der Meniskus inspiziert und an der gerissenen Stelle geglättet. Nach kurzer Zeit können Sie das Krankenhaus verlassen. Schon bald werden Sie wieder gut laufen und Sport treiben können.«

Wir besprechen den Eingriff ausführlich und der Patient unterzieht sich im Krankenhaus der Spiegelung. Hierbei wird ihm der eingerissene Teil des Meniskus entfernt. Kurz nach der Operation ist er in der Lage, sein Knie schmerzfrei zu bewegen. Eine Woche später kommt er erneut in die Praxis und berichtet:

»Herr Doktor, ich habe Glück gehabt. Das ging alles so schnell. Schon am nächsten Tag wurde ich operiert. Sehen Sie selbst, ich kann mein Knie beugen und strecken.«

Ich wechsle den Verband und sehe drei kleine Einstiche, durch die der Operateur eine Sonde und spezielle Instrumente eingeführt hatte. Er konnte das Knie von innen betrachten und den verletzten Teil des Meniskus entfernen. Die Narben sind so klein, daß sie bereits in der kurzen Zeit fast verheilt sind.

»Sie sollten noch etwas vorsichtig sein und nur kürzere Strecken laufen. Da Sie bei der Arbeit hauptsächlich sitzen, können Sie ihre Tätigkeit in den nächsten Tagen schon wieder aufnehmen. Mit Ihrem Sport müssen Sie noch einige Zeit warten. In einer Woche dürfen Sie langsam mit dem Radfahren anfangen.«

Gerade bei der Behandlung der Kniegelenkerkrankungen hat die Medizin in den letzten Jahren enorme Fortschritte gemacht. War es noch in den 70er Jahren üblich, Patienten bei einer Verletzung des Meniskus 14 Tage nach einem Eingriff Bettruhe zu verordnen und sie wenigstens drei Wochen im Krankenhaus zu behalten, so kommt man heute meistens mit einer weit geringeren Zeit aus. Viele große Eingriffe sind durch die Kniegelenkspiegelung und eine gleichzeitig durchgeführte Sondenoperation ersetzt worden. Für den Patienten ist die Spiegelung »angenehmer« als eine konventionelle Kniegelenkeröffnung. Abgehen von der verkürzten stationären Verweildauer ist der Eingriff mit weniger Schmerzen verbunden. Darüber hinaus wird das Gelenk geschont, denn je weniger Gewebe eröffnet werden muß, umso kürzere Zeit braucht der Körper zur Heilung der Operationswunde.

Bei anderen Problemen kann uns die technische Medizin kaum helfen. In die Praxis kommt eine Mutter mit ihrer 14jährigen Tochter und klagt:

»Herr Doktor, Sie sind nun schon der dritte Arzt, zu dem ich mit meiner Tochter gehe, sie wird immer nach der Schule von Knieschmerzen gequält. Keiner konnte ihr helfen. Die Ärzte, bei denen wir waren, sagen immer nur: ›Das ist doch nicht so schlimm, die Schmerzen verlieren sich mit dem Wachstum.‹ Ich kann das gar nicht glauben.«

Die Mutter der 14jährigen Christina ist sehr besorgt, denn der Schmerz ist ein Signal, das man nicht auf die leichte Schulter nehmen sollte. Christina macht auf mich keinen kranken Eindruck. Ich frage sie:

»Kannst Du mir die Beschwerden ausführlich schildern und mir sagen wann und wobei sie auftreten?«

»So genau kann ich es eigentlich nicht erklären. Ich kriege die Schmerzen meistens in der Schule, beim Treppensteigen und öfters nach dem Sport und dem Radfahren. Als ich längere Zeit an den Hausaufgaben gesessen hatte und aufstehen wollte, taten die ersten Schritte fürchterlich weh. Ich konnte gar nicht auftreten. Erst nach einigen Schritten wurde es besser.«

Ich untersuche Christina: Ihr Knie ist von außen unauffällig. Hinweise für eine Verletzung kann ich nicht finden und auch die Knorpelscheiben, die Menisken, sind völlig in Ordnung. Wenn Christina das Knie beugt, reibt es sehr stark hinter der Kniescheibe, und drücke ich die Kniescheibe etwas gegen die Oberschenkelrolle, dann klagt sie über starke Schmerzen. Die Röntgenbilder, die mir mitgebracht wurden, zeigen einen gesunden Knochen. Bei Christina ist keine Spiegelung und kein Eingriff notwendig. Aber hier ist ein ausführliches Gespräch über Ursache, Entstehung und das weitere Verhalten erforderlich, um die Schmerzen zum Abklingen zu bringen: Christina hat keine gefährliche Erkrankung, sie leidet unter einer Reizung des Knorpels der Kniescheibenrückfläche. Sie können sich vorstellen, daß die Kniescheibe beim Treppensteigen und beim Aufstehen aus der Hocke die Last unseres ganzen Körpers tragen muß. Sie wird dabei stark an die Oberschenkelrollen gepreßt (siehe Abb. 1). Gerade bei Jugendlichen sind die oberen Knorpelschichten sehr empfindlich. Wenn sie sich aufrauhen leidet die leichte und widerstandslose Bewegung des Kniegelenks. Man hört und tastet ein Reiben im Kniegelenk. Da die Kniescheibe auch im Sitzen an die Oberschenkelrollen gedrückt wird, kann schon langes Stillsitzen mit angebeugtem Knie in der Schule die Beschwerden hervorrufen.

Ich erläutere eingehend die Ursache der Erkrankung, die in der medizinischen Fachsprache als *Chondropathia patellae* bezeichnet wird. Da die Heilungsaussichten günstig sind, beruhige ich sie. Christina und ihre Mutter sind erleichtert, daß keine schwere Erkrankung vorliegt, andererseits möchten sie genauer wissen, was sie tun können, um diese Beeinträchtigung möglichst schnell zu beseitigen.

Wir haben einen Behandlungsplan aufgestellt und über gelenkschonendes Verhalten gesprochen. Gut bewährt haben sich Krankengymnastik und physikalische Therapie, die den Stoffwechsel erhöhen und die Normalisierung der oberflächlichen Knorpelschichten begünstigen. Es dauerte gut ein Jahr, bis die Beschwerden von Christina völlig abgeklungen waren und ihr Knie die volle Belastbarkeit wiedergewonnen hatte.

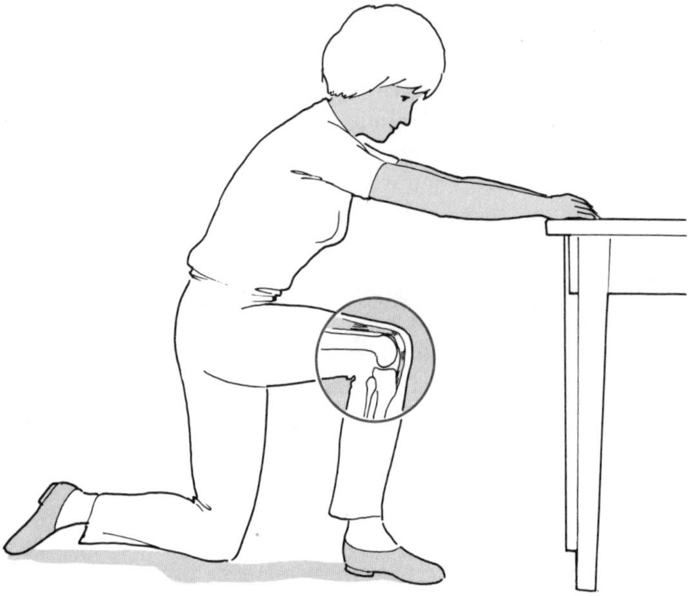

Abb. 1 Bei der Chondropathia patellae bereitet das Aufstehen aus der Hocke Beschwerden.

Ließ sich die Meniskusverletzung »technisch« lösen, so half uns der medizinische Fortschritt bei den Kniebeschwerden des 14jährigen Mädchens nicht weiter. Bei ihr ging es mehr um eine Verhaltensänderung. Sie mußte wissen wodurch ihre Beschwerden ausgelöst wurden und wie sie sie vermeiden konnte. Mit der Zeit glätteten sich die oberen Knorpelschichten wieder und die Krankheit heilte aus. Während der Fußballspieler schon nach einigen Wochen sein Kniegelenk vergessen und gegen den Ball treten konnte, brauchte Christina vor allem Geduld. Auch wenn ihre Beschwerden und Schmerzen erst nach vielen Monaten langsam abklangen, befand sie sich auf dem richtigen Weg. Ohne eine ausreichende Information über ihre Erkrankung und Vertrauen zu ihrem Arzt hätte die Erkrankung leicht chronisch werden können und das Allgemeinbefinden für einen viel längeren Zeitraum erheblich beeinträchtigt.

Kniegelenkerkrankungen lassen sich nicht mit einem Schnupfen oder einer Grippe vergleichen. Sie kennen vielleicht den Ausspruch: *»Der Schnupfen dauert mit und ohne ärztliche Behandlung eine Woche.«* Das ist richtig. Egal, was Sie tun, Sie sind nach ein oder zwei Wochen wieder gesund. Natürlich werden Sie sich keinen extremen Anstrengungen oder einer Unterkühlung aussetzen. Aber wenn Sie hierauf achten, können Sie sicher sein, ohne eine weitere Behandlung gesund zu werden. Ganz anders sind Erkrankungen des Knies zu beurteilen: Das Kniegelenk muß uns von morgens bis abends tragen. Es entspricht einem wartungsfreien mechanischen Lager, das beweglich und stabil ist. Im Laufe der Jahrzehnte wirken viele Belastungen und kleinere Verletzungen auf das Gelenk ein. Die Funktion kann dadurch beeinträchtigt werden. Um einen Vergleich zu nehmen: Die Federung und die Radlager eines Autos werden sich viel eher abnutzen, wenn sie auf Feldwegen mit vielen Schlaglöchern gefahren werden, als wenn sie nur auf völlig ebenen Straßen rollen. Vergißt der Fahrer des Wagens, der mit den Schlaglöchern fertig werden muß, auch noch die regelmäßige Wartung und achtet er nicht auf das Klappern und Quietschen der Lager, dann wird er irgendwann Pech haben und am Straßenrand liegenbleiben. Das Lager hat sich festgefressen, erst eine große und teure Reparatur macht das Auto wieder fahrbereit. Ganz ähnlich kann es einem Kniegelenk gehen: Wenn ein leichter Verschleiß vorliegt, bei dem zeitweilige Schonung und eine Behandlung angezeigt wäre, der Patient aber das Kniegelenk weiterhin übermäßigen Strapazen aussetzt, so wächst die Gefahr, daß die Arthrose zunimmt und sich das Leiden verschlechtert.

Gerade am Kniegelenk ist das Wissen um die Vorbeugung, Entstehung und Behandlung von Beschwerden ebenso wichtig wie die hochentwickelte medizinische Technik. Diese entfaltet ihre Vorteile nur dann, wenn der Patient nichts Unmögliches von seinem Kniegelenk verlangt und der eventuell notwendige Eingriff in ein Nachbehandlungsprogramm eingebettet wird. Auch der technische Fortschritt kann keine Wunder vollbringen. Hätte sich der Fußballspieler in unserem Beispiel unvernünftig verhalten und wäre schon wenige Tage nach dem Eingriff wieder ins Training gegangen, dann hätte er das gute Behandlungsergebnis riskiert: Wahrscheinlich hätte sich das Knie mit Gelenkwasser, einem »Erguß«, gefüllt und ihm erneut Schmerzen bereitet. Erst mit weiteren therapeutischen Eingriffen, der Entfernung der Flüssigkeit (Punktion), Druckverbänden und einer mehrwöchigen Ruhe wäre der Schaden langsam wieder zu beheben gewesen.

Auf den folgenden Seiten finden Sie Informationen zur Vorbeugung, Entstehung und Behandlung von Kniebeschwerden und -erkrankungen. Die Hinweise sollen Ihnen helfen Ihr Kniegelenk besser zu verstehen und Sie vor manch »schmerzhafter Erfahrung« zu schützen. Der Ratgeber ist so aufgebaut, daß Sie ihn nicht Seite für Seite lesen müssen. Kennen Sie den Namen Ihrer Erkrankung, dann können Sie in dem betreffenden Kapitel nachschlagen oder die Textstelle über das Sachverzeichnis am Ende des Buches ermitteln. Vielleicht möchten Sie danach zum besseren Verständnis auch die Teile lesen, die sich mit dem Aufbau des Kniegelenkes, der Entstehung von Erkrankungen, ihrer Vorbeugung und Behandlung beschäftigen.

Interessieren Sie die Ursachen Ihrer Beschwerden (oder der von Mitgliedern Ihrer Sportgruppe, Ihrer Kinder...), dann können Sie im folgenden Kapitel »Kniebeschwerden – ein Wegweiser« nachsehen. Ausgehend von den Symptomen, der Art, Intensität, Dauer und der Verursachung, erhalten Sie Hinweise zur möglichen Diagnose und können dann in dem entsprechenden Abschnitt weiterlesen.

Der systematische Teil des Buches beginnt mit der Anatomie. Anschließend werden die wesentlichen Erkrankungen des Kniegelenkes – nach ihrer Häufigkeit geordnet – behandelt. Für jede Erkrankung werden die Ursache, der Verlauf, die Behandlung und die Heilungsaussichten dargestellt. In speziellen Kapiteln finden Sie Informationen zur allgemeinen Vorbeugung von Kniebeschwerden, zur sportlichen und beruflichen Belastung. Ich gehe jeweils auf die Bedeutung, den Nutzen und mögliche Nebenwirkungen medizinischer Behandlungsverfahren ein.

Das Buch soll Sie weder zu einem medizinischen Kniespezialisten ausbilden, noch soll es den Arztbesuch ersetzen. Bei anhaltenden oder starken Beschwerden wäre es falsch, wenn Sie mit einer Vorstellung bei Ihrem Hausarzt oder Orthopäden warten würden. Auch scheinbar harmlose Erkrankungen können verschleppt werden und ein chronisches Leiden hervorrufen. Viele Kniegelenkserkrankungen lassen sich durch eine Änderung des Verhaltens, der Ausschaltung einer maximalen Belastung oder mit dem Training bisher vernachlässigter Muskeln beseitigen. Nicht immer ist Zeit für ein ausführliches Gespräch in der Praxis, in dem alle Fragen erschöpfend behandelt werden können. Vielfach fallen sie dem Patienten auch erst nach dem Arztbesuch ein. Das vorliegende Buch kann helfen, die fehlenden Informationen zu vermitteln, den Besuch beim Arzt vor- und nachzubereiten und bei alltäglichen Fragen Auskunft zu geben. Die bessere Kenntnis der Ursache von Knieerkrankungen vermeidet Mißverständnisse. So hätten sich zum Beispiel das junge Mädchen und ihre Mutter mehrere Arztbesuche ersparen können, wenn sie genau über die »Chondropathie« informiert gewesen wären.

Kniebeschwerden – ein Wegweiser

Kniebeschwerden können vielfältige Ursachen haben. Sie können durch Überlastung, Entzündung, Abnutzung, Verletzungen, Veränderungen des Knochens oder des Knorpels und zum Beispiel Störungen des Stoffwechsels oder des Wachstums ausgelöst werden. Es ist schwer, sich in diesem »Wald von Krankheiten« zurechtzufinden. Der Wegweiser soll Ihnen helfen, das Kapitel zu finden, das Sie interessiert oder betrifft. Um die richtige Diagnose ausfindig zu machen, kann man unterschiedliche Wege gehen. Der Wegweiser eröffnet Ihnen vier Zugangsmöglichkeiten, um das Krankheitsbild zu finden.

1. Symptom:
Wie sieht das Kniegelenk aus? Durch welche »Zeichen« ist die Erkrankung charakterisiert? Wie ist der Schmerz?

2. Entstehung:
Hat die Erkrankung akut und plötzlich oder langsam begonnen?

3. Lebensalter:
Wie alt ist der Betroffene, handelt es sich um eine spezielle Erkrankung des Kindes-, Jugend- oder Erwachsenenalters?

4. Ursachen:
Welche Anlässe haben zur Entstehung der Beschwerden oder der Erkrankung geführt?

Symptom

Wie sieht das Kniegelenk aus?
Durch welche »Zeichen« ist die Erkrankung charakterisiert?
Wie ist der Schmerz?

Schmerzen ohne sichtbare äußere Zeichen, freie Beweglichkeit:

Viele Erkrankungen und Veränderungen spielen sich im Kniegelenk ab, ohne daß äußerlich eine Veränderung zu erkennen ist. Das Kniegelenk ist schlank, die Konturen sind fein gezeichnet. Es hat sich keine Gewebeflüssigkeit eingelagert, die Muskeln des Ober- und Unterschenkels sind nicht abgemagert. Trotzdem schmerzt das Knie. In erster Linie wird hier an Veränderungen zu denken sein, die durch eine Überlastung ausgelöst worden sind. Auch ein leichter Gelenkverschleiß kann Beschwerden verursachen, ohne daß weitere Anzeichen vorhanden sind. Geradezu typisch ist das Fehlen äußerer Zeichen beim »Reizknie des Jugendlichen«, der sogenannten *Chondropathia patellae.* Manchmal ist eine Verdrehung des Kniegelenkes (Distorsion) Ursache von wochenlangen Beschwerden, obwohl der Auslöser längst in Vergessenheit geraten ist. Auch alte Verletzungen, die schon zehn oder zwanzig Jahre zurückliegen und deren Folgen sich nun erst bemerkbar machen, können die Schmerzen ausgelöst haben,

Häufige Ursachen:
- Ansatztendinose
- Arthrose (gering ausgeprägt)
- Prellung
- Reizknie des Jugendlichen (Chondropathie)
- Überlastung
- Verdrehung
- Verletzungen

Schwellungen – Verdickungen des Kniegelenkes:

Eine Umfangvermehrung des Kniegelenkes kann auf ganz verschiedene Erkrankungen hindeuten. Wichtig ist der Vergleich des gesunden mit dem erkrankten Kniegelenk, um keine falschen Schlüsse zu ziehen. Ein übergewichtiger Mensch mit Krampfadern wird ein dickes Kniegelenk aufweisen, ohne daß dies im eigentlichen Sinne geschwollen ist. Sieht man von solchen Ausnahmen ab, so kann man äußere und innere Schwellungen unterscheiden. Diese Abgrenzung ist für den Laien in der Regel nicht möglich, und deshalb empfehle ich Ihnen, beim Auftreten einer Schwellung den Hausarzt, Orthopäden oder Chirurgen aufzusuchen, um mit Hilfe weiterer Untersuchungen eine sichere Diagnose stellen zu können.

Äußere Schwellungen:

Hat sich die Haut vor oder unter der Kniescheibe stark vorgewölbt und die Form eines Eies angenommen und besteht bei ansonsten nur wenig veränderten Konturen eine Rötung und ein Hitzegefühl, so liegt mit Wahrscheinlichkeit eine Schleimbeutelentzündung vor. Haben Sie in den Tagen zuvor Fliesen gelegt oder lange Zeit gekniet, dann ist die Diagnose fast sicher.

Bei Kindern im Alter zwischen acht und fünfzehn Jahren führt eine Wachstumsstörung, die sogenannte *Schlattersche Erkrankung,* zu einer Schwellung unterhalb der Kniescheibe. Sehr selten sind gutartige Geschwülste, die sich außerhalb des Kniegelenkes gebildet haben und das Knie als solches verdicken (Abb. 2a, b).

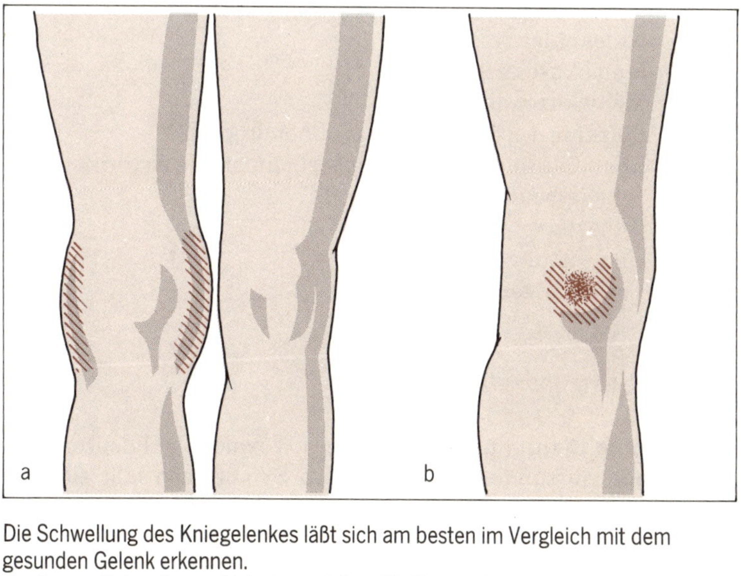

Abb. 2 Die Schwellung des Kniegelenkes läßt sich am besten im Vergleich mit dem gesunden Gelenk erkennen.
a) »Innere Schwellung«, Gelenkerguß (mit Pfeil bezeichnet)
b) »Äußere Schwellung«, Schleimbeutelentzündung vor der Kniescheibe.

Innere Schwellungen:

Bedeutender sind die »inneren Schwellungen« denen meistens ein Kniegelenkserguß und manchmal eine verdickte Gelenkinnenhaut zugrunde liegt. Der Erguß ist überaus häufig und ein sicheres Zeichen für die Störung der Gelenkfunktion. Ganz unterschiedliche Erkrankungen können einen solchen Erguß hervorrufen: Das Reizknie des Jugendlichen, Verletzungen, Arthrosen, Überlastungen, freie Gelenkkörper, Meniskuseinrisse, Stoffwechselstörungen und rheumatische Entzündungen. Es ist auf den ersten Blick nur schwer verständlich, warum so verschiedene Erkrankungen unter dem gleichen klinischen Bild erscheinen. Das Kniegelenk besitzt nur wenige Möglichkeiten auf äußere und innere Einflüsse zu reagieren. Die Krankheit oder Verletzung erhöht die Durchlässigkeit der Gefäßwände für die Gewebeflüssigkeit, die sich dann im Kniegelenk ansammelt. Bei der rheumatischen Gelenkentzündungen läßt sich eine große Anzahl von weißen Blutkörperchen und Eiweißstoffen in der Gelenkflüssigkeit nachweisen. Im Gegensatz zum einfachen Kniegelenkserguß befällt die rheumatische Gelenkentzündung meistens mehrere Gelenke. Das Allgemeinbefinden ist deutlich beeinträchtigt.

Häufige Ursachen:

- Arthrose
- Freier Gelenkkörper
- Gicht
- Kniekehlenzyste
- Meniskuseinriß
- Meniskusganglion
- Reizknie des Jugendlichen – Chondropathie
- Rheumatische Entzündung – rheumatoide Arthritis
- Schleimbeutelentzündung
- Schlattersche Erkrankung
- Überlastung
- Verletzungen

Rötung und Hitzegefühl

Eine Rötung und übermäßiges Wärmegefühl deuten auf das Vorliegen einer Entzündung hin. Aus den Symptomen läßt sich noch keine Aussage über die Ursache der Entzündung ableiten. Sie kann durch äußere Einflüsse oder durch eine innere Erkrankung hervorgerufen worden sein. Auch eine Verletzung kann zu einer Entzündung führen. Sie braucht nur relativ geringfügig sein – vielleicht hat sich ein kleiner Splitter durch die

Haut gebohrt und einen Schleimbeutel getroffen. Dringen durch den Stichkanal Krankheitskeime in den Schleimbeutel ein, so kann eine bakterielle Entzündung entstehen. Häufiger ist die überlastungsbedingte »keimfreie« Schleimbeutelentzündung nach längerem Knien, die sich in einer Schwellung vor der Kniescheibe oder der Schienbeinrauhigkeit zeigt. Auch eine Prellung kann eine Rötung und ein Hitzegefühl erzeugen. Die häufigste Entzündung aus innerer Ursache ist die Gicht. Sie befällt den Patienten scheinbar aus heiterem Himmel. Das Gelenk ist gerötet und schwillt stärker an. Andere rheumatische Entzündungen und die aktivierte Arthrose können das gleiche Bild hervorrufen.

Häufige Ursachen:
- Arthrose, aktiviert
- Gelenkentzündung, bakterielle
- Gicht
- Infektion
- Prellung
- Schleimbeutelentzündung

Fehlstellungen

Die häufigsten Fehlstellungen des Kniegelenks sind das O- und das X-Bein, die sowohl im Laufe der ersten zwei Lebensjahrzehnte als auch im Alter auftreten. Wachstumsstörungen im Kindesalter können zu einer Fehlstellung führen, die anläßlich einer stärkeren Belastung Schmerzen auslöst. Bei älteren Menschen entstehen Achsenabweichungen des Beines nicht selten auf Grundlage einer Arthrose. Ein Gelenkteil wird mehr belastet, der Knochen verformt sich mit der Zeit mehr und mehr. Auch Unfälle können ein X- oder O-Bein hervorrufen. Bricht der Schienbeinkopf und ist es nicht möglich, die Gelenkflächen exakt zu rekonstruieren, so finden die Oberschenkelrollen im Stand nicht mehr die richtige, lotrechte Auflage und verformen den Schienbeinkopf mehr und mehr.

Häufige Ursachen:
- Arthrose
- Bruch der Oberschenkelrollen
- O-Bein
- Schienbeinkopfbruch
- X-Bein

Einschränkung der Beweglichkeit

Die Einschränkung der Beweglichkeit kann auf eine Erkrankung hinweisen oder ein Zeichen beginnender körpereigener Heilungsprozesse sein. Die plötzliche Gelenkblockierung wird meistens durch die Einklemmung eines Meniskus, seltener durch die eines freien Gelenkkörpers, der aus einem abgeschilferten Knorpel-Knochenteilchen besteht, hervorgerufen sein. Tritt die Einschränkung der Beweglichkeit nach einem Unfall, zum Beispiel einer Verdrehung, auf, so erzwingt der Körper hiermit eine Schonung, die die Ausheilung der Verletzung ermöglicht. Im höheren Alter kann der Gelenkverschleiß, die Arthrose, die Beweglichkeit einschränken. Sie nimmt dabei im Laufe von Jahren und Jahrzehnten ab, so daß die Knie oft nicht mehr ganz gestreckt oder über 90° gebeugt werden können. Auch kindliche Erkrankungen, wie die *Osteochondrosis dissecans* (Absterben und Aussprengung eines Knorpel-Knochenfragmentes) oder Schwellungen der Kniekehle und Schleimbeutelentzündungen können die Beweglichkeit des Kniegelenkes einschränken.

Häufige Ursachen:
- Arthrose
- Freier Gelenkkörper
- Meniskusschädigung
- Kniekehlenzyste
- Rheumatische Gelenkentzündung
- Schleimbeutelentzündung
- Verletzungen

Gestörtes Allgemeinbefinden

Während Verletzungen des Knies zu lokalen Schmerzen führen, gehen die Gicht, infektbegleitende Gelenkentzündungen und das echte Gelenkrheuma mit einer Störung des Allgemeinbefindens einher. Der Krankheitsprozeß kann auch andere Gelenke und Körperteile einbeziehen. Liegt eine bakterielle Entzündung vor, so ist mit Fieber und Abgeschlagenheit zu rechnen.

Häufige Ursachen:
- Entzündung, bakteriell
- Gelenkentzündung, infektbegleitend
- Gicht
- Rheumatische Entzündung – rheumatoide Arthritis

Einschränkung der Belastbarkeit

Alle mechanisch und entzündlich bedingten Erkrankungen, wie der Gelenkverschleiß, Veränderung oder Einriß des Meniskus, Bandinstabilität und rheumatische Entzündungen können die Belastbarkeit einschränken. Manchmal reicht bereits eine ungewohnte Anstrengung (z. B. eine lange Wanderung) bei einem sonst gesunden Knie aus, um die Leistungsfähigkeit des Knies für einige Tage herabzusetzen.

Häufige Ursachen:
- Arthrose
- Bandinstabilität
- Entzündung
- Überbelastung
- Verletzungen

Gang- und Standunsicherheit

Beide Symptome sind ein typisches Zeichen der Bandinstabilität, die als Folge von Verletzungen auftritt, sich aber manchmal erst Jahre nach dem Unfallereignis bemerkbar macht. Daneben kann eine ausgeprägte Arthrose eine Fehlstellung hervorrufen, die im Laufe von Jahren eine Bandlockerung erzeugt und zu einer Gang- und Standunsicherheit führt.

Häufige Ursachen:
- Arthrose, fortgeschrittenes Stadium
- Bandlockerung
- Fehlstellung des Gelenks
- Verletzungen

Entstehung

Hat die Erkrankung akut und plötzlich oder langsam begonnen?

Für einzelne Erkrankungen ist der Zeitpunkt der Entstehung charakteristisch. Bei Verletzungen leuchtet das ohne weiteres ein, Einrisse des Meniskus, Knochenbrüche und Risse der Kreuz- oder Seitenbänder entstehen im Moment der Gewalteinwirkung. Nicht selten – und das gilt vor allem für weniger dramatische Verletzungen– kann auch zwischen dem Ereignis und dem Beginn der Beschwerden ein gewisser Zeitraum, der zwischen Stunden bis einigen Tagen beträgt, liegen. Andere Krankheiten lassen sich schlechter datieren. Sie entwickeln sich mit der Zeit. Hierzu zählt in erster Linie die *Arthrose.* Auf eine Überlastung reagiert das Knie mit langsam zunehmenden Schmerzen. Akut tritt die Gicht auf, die durch eine Rötung, Schwellung und Schmerzen gekennzeichnet ist. Langsamer nehmen die Beschwerden beim jugendlichen Reizknie, kindlichen Veränderungen, der *Schlatterschen Erkrankung* und der *Osteochondrosis dissecans* zu. Echte rheumatische Entzündungen können sowohl plötzlich und hoch akut als auch schleichend im Laufe von mehreren Wochen entstehen. Das gleiche gilt für Reizungen der Sehnen und Bandansätze des Kniegelenkes.

Häufige Ursachen:

Plötzlicher Erkrankungsbeginn	Langsamer Erkrankungsbeginn
Gicht	Arthrose
Meniskusriß	Rheumatische Entzündung
Rheumatische Entzündung	Schlattersche Erkrankung
Verletzungen	Verletzungen (Spätfolgen)

Lebensalter

Wie alt ist der Betroffene, handelt es sich um eine spezielle Erkrankung des Kindes-, Jugend- oder Erwachsenenalters?

Im Kindesalter muß vor allem an spezielle Erkrankungen gedacht werden, die mit der Ernährung und der Durchblutung einzelner Knochenteile im Zusammenhang stehen. Zwischen dem 8. und 15. Lebensjahr entsteht die Schlattersche Erkrankung. Etwa während des gleichen Zeitraumes können sich kleine Knorpel- und Knochenfragmente vorzugsweise aus der Oberschenkelrolle lösen. In der medizinischen Fachsprache wird dieser Prozeß als *Osteochondrosis dissecans* bezeichnet. Vom 10. bis zum 30. Lebensjahr tritt das bereits mehrfach angesprochene Reizknie, die *Chondropathia patellae,* auf. Sie ist ausgesprochen häufig.

Nicht selten rufen Hüftgelenksveränderungen Knieschmerzen hervor. Um ernste Erkrankungen frühzeitig zu erkennen und einer dauerhaften Schädigung vorzubeugen, sollten Kinder mit Knie- oder Hüftbeschwerden immer dem Haus-/Kinderarzt oder dem Orthopäden vorgestellt werden!

Das Maximum sportlicher Aktivität liegt zwischen dem 15. und 40. Lebensjahr. Während dieses Zeitraums sind Band- und Meniskusverletzungen häufig anzutreffen. Jenseits des 40. Lebensjahrs nimmt die Arthrose kontinuierlich zu. Ab diesem Alter muß auch mit dem Auftreten einer Gicht gerechnet werden. Die echten rheumatischen Gelenkentzündungen beginnen meistens zwischen dem 20. und 50. Lebensjahr. Bei über 50jährigen sind Verletzungen des Schienbeinkopfes nicht selten. Dem Knochen fehlt die ursprüngliche Stabilität, bei einem Sturz kann der Schienbeinkopf eingedrückt werden. Menschen, die das 60. Lebensjahr überschritten haben, leiden häufiger unter Fehlstellungen, die aus einer Arthrose entstanden sind. Ältere Patienten klagen manchmal über Schmerzen in den Knien, ohne daß eine krankhafte Gelenkveränderung vorliegt. Die Abnutzung der Lendenwirbelsäule, Reizungen des Ischiasnerven und der Gelenkverschleiß der Hüfte verursachen diese Schmerzen.

Häufige Ursachen:

Kindes- und Jugendalter
- Chondropathia patellae
- Hüftgelenkerkrankung
- Meniskusschaden
- Osteochondrosis dissecans
- Schlattersche Erkrankung
- Verletzungen

20–40 Jahre
- Meniskusveränderung
- Überlastung
- Verletzungen

Über 40 Jahre
- Arthrose
- Gicht
- Meniskusveränderung
- Schienbeinkopfbruch
- Wirbelsäulen- und Hüfterkrankung

Ursachen

Welche Anlässe haben zur Entstehung der Beschwerden oder der Erkrankung geführt?

Zu unterscheiden sind Beschwerden aus *äußerer* und *innerer* Ursache. Bei Schmerzen, die durch eine *äußere* Ursache bedingt sind, liegen meistens mechanische Veränderungen vor. Es kann sich hier um eine leichte Meniskusschädigung, eine Reizknie (Chondropathie), eine Arthrose, Instabilität oder Überlastung des Gelenkes bzw. der umgebenden Weichteile handeln. Der Schmerz tritt vor allem im Gehen und Stehen auf und nimmt unter Belastung zu. Er verschwindet in Ruhe, so zum Beispiel im Laufe der Nacht.

Tritt der Schmerz belastungsunabhängig, das heißt in völliger Ruhe, nachts oder bei hochgelegten Beinen auf, so muß an eine Entzündung gedacht werden. Typische Beispiele sind die *Gicht*, der *Gelenkrheumatismus* (rheumatoide Arthritis) und *infektbegleitende Entzündungen*. Manchmal führen Nervenreizungen, die von der Wirbelsäule ausgehen, zu Knieschmerzen. Diese müssen örtlich nicht begrenzt sein und können sich bis auf den Ober- und Unterschenkel ausdehnen. Selten sind Entzündungen oder Tumore des Knochens.

Häufige Ursachen:

Anlaß der Beschwerden: Mechanische Belastung

- Arthrose
- Instabilität
- Überlastung
- Verletzungen

Keine äußere Ursache erkennbar

- Gicht
- Knochenentzündung
- Nervenreizung
- Entzündliches Gelenkrheuma – rheumatoide Arthritis

Aufbau und Funktion des Kniegelenks

Das Kniegelenk ist eine konstruktive Meisterleistung der Natur. Was können wir nicht alles damit machen: Die Knie tragen uns in der Ebene beim Spazierengehen, wir können mit ihnen bergauf und bergab rennen, wir können radfahren, aus der Hocke hochspringen und Kniebeugen machen. Dabei hebeln wir unseren ganzen Körper über die Knie. Auch schwergewichtige Athleten, z. B. Gewichtheber, sind in der Lage mehrere hundert Kilo aus der Hocke zu stemmen. Die Knie tragen den Kurzstreckenläufer in enormer Geschwindigkeit durchs Ziel, während der Marathonläufer in der Lage ist, mehr als 40 Kilometer ausdauernd zu rennen. Der Schwimmer benutzt die Füße und Unterschenkel wie ein Fisch die Flossen. Wir sind in der Lage, die Knie »zusammenzufalten«, indem wir den Schneidersitz einnehmen. Wenn wir einkaufen, gehen wir in die Hocke, um etwas aus dem Regal zu entnehmen, und können dabei den Fuß nach außen drehen. Unser Knie ermöglicht uns eine optimale Beweglichkeit bei maximaler Standfestigkeit. Während keine Maschine in der Lage ist, so viele Funktionen in sich zu vereinen, stellt sich das Knie wie von selbst auf größtmögliche Beweglichkeit oder Stabilität ein. Jeder Computer wäre angesichts dieser sicheren Feinabstimmung überfordert.

Auf welche Weise vermag das Knie, diese vielfältigen Aufgaben zu erfüllen?

Das Kniegelenk wird von drei Knochen gebildet, den Oberschenkelrollen, dem Schienbeinkopf und der Kniescheibe. Das Kniegelenk besteht eigentlich aus *zwei Gelenken:*

Wenn Sie mit durchgedrückten Knien stehen, wird die Last unseres Körpers von den Oberschenkelrollen auf den Schienbeinkopf übertragen. Die Oberschenkelrollen sind zwei rundlich-ovale Halbkugeln. Sie ruhen auf dem weitgehend flachen Schienbeinkopf. Die Gelenkflächen, die miteinander in Kontakt treten, sind von Glasknorpel überzogen. Beugen wir das Knie, so gewinnt das *zweite Gelenk* zwischen Kniescheibenrückfläche und Oberschenkelrollen an Bedeutung. Die Kniescheibe ist in den großen Oberschenkelmuskel eingeschaltet und überträgt die Last auf die vordere Schienbeinrauhigkeit. Wenn wir das Kniegelenk beugen, so steigt der Druck zwischen Kniescheibenrückfläche und Oberschenkelrolle.

Im allgemeinen beruht die Bewegung des Kniegelenkes sowohl auf einer Beteiligung des Kniescheibenrückflächen-Oberschenkelrollen- als auch des Oberschenkelrollen-Schienbeinkopf-Gelenkes. Sie können das mechanische Prinzip auf den Abbildungen deutlich erkennen (Abb. 3a–c). Damit sich die Oberschenkelrollen nicht stärker auf dem Schienbeinkopf

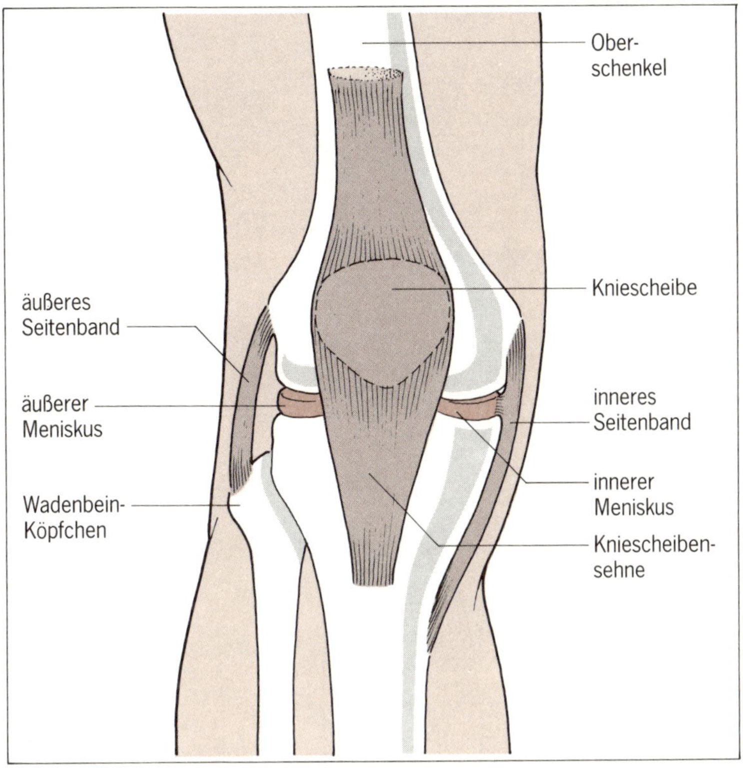

Abb. 3a Das Kniegelenk von vorne.

verschieben können, werden sie von zwei kleinen halbmond- bis fast ringförmigen Knorpelscheiben, den Menisken, von außen und innen eingefaßt. Da sie elastisch sind, können sie sich den Bewegungen des Kniegelenkes bis zu einem gewissen Grade anpassen. Sie steuern die Bewegung, gleichen Gelenkunregelmäßigkeiten aus und wirken wie Stoßdämpfer, man kann sie zutreffend als »Bandscheibe des Kniegelenkes« bezeichnen. Die Kreuz- und Seitenbänder spielen die wichtigste Rolle für die Stabilität.

Da die Menisken, die Gelenkkapsel und die Bänder das Knie von allein, d. h. ohne Zutun der Muskeln sichern, spricht man von einer *passiven Stabilisierung*. Die Muskulatur gibt dem Gelenk den aktiven Halt *(aktive Stabilisierung)*. Sie wirkt sowohl unwillkürlich als auch willentlich. Muskeln und Sehnen überqueren das Knie an der Innen- und Außenseite.

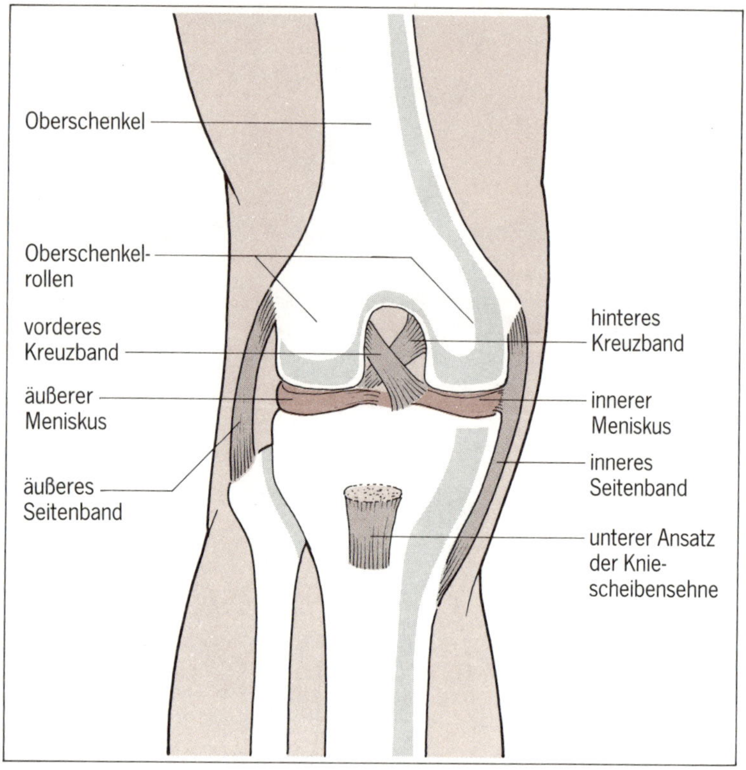

Abb. 3b Das Oberschenkelrollen – Schienbeinkopfgelenk.

Von vorne wird das Kniegelenk durch den großen Oberschenkelmuskel, der sich über die Kniescheibe bis zur Schienbeinrauhigkeit fortsetzt, gesichert.

Bis zu einem gewissen Grade können wir den Unterschenkel gegen den Oberschenkel im Kniegelenk verdrehen. Selbst bei jedem Schritt dreht sich der Unterschenkel während maximaler Streckung um etwa 15 °C gegen den Oberschenkel nach außen. Dabei spannen sich die Seitenbänder, die von den Oberschenkelrollen zum Schienbeinkopf ziehen an und »verriegeln« das Gelenk. Die Kreuzbänder, Menisken und die hintere Gelenkkapsel verhindern, daß die Oberschenkelrollen auf dem Schienbeinkopf wegrutschen. Drehen wir den Unterschenkel stärker nach außen, so spannen sich wiederum die Seitenbänder an, bei einer Drehung nach innen sichern die Kreuzbänder die Stabilität. Bereits minimale Verschiebungen der Kno-

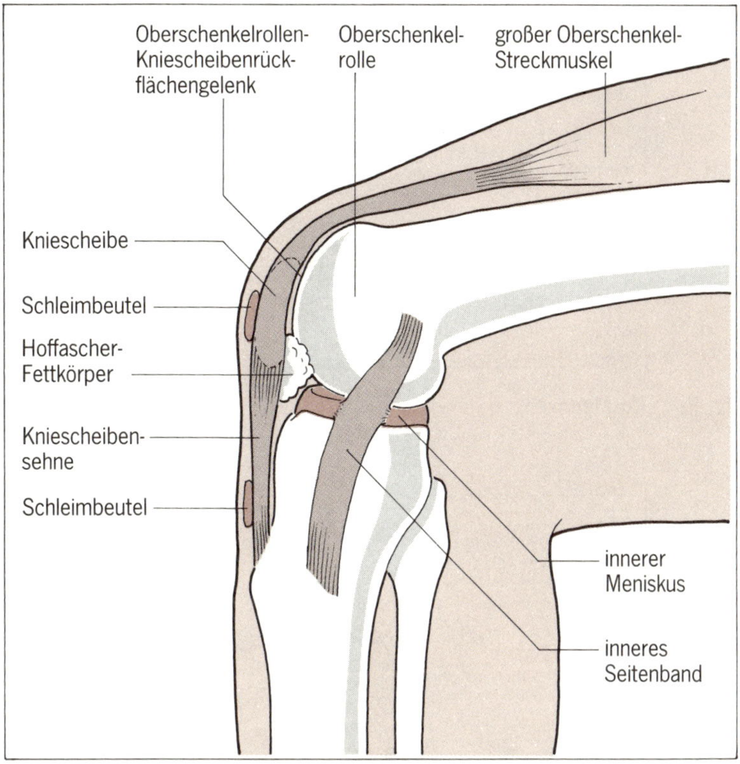

Abb. 3c Das Kniegelenk von der Seite.

chen gegeneinander führen dazu, daß sich die Bandstrukturen anspannen und der Gelenkdruck steigt. Die Oberschenkelrollen werden an die Menisken und den Schienbeinkopf angepreßt. Eine weitere Verschiebung ist nun nicht mehr möglich. Die Muskeln, die das Kniegelenk an der Innen- und Außenseite des Oberschenkels überqueren, sichern den Unterschenkel auch gegen gewaltsame Drehungen und Verschiebungen.

Das Innenband ist mit dem inneren Meniskus verwachsen. Zwar trägt diese Konstruktion in besonderem Maße zur Stabilität des Kniegelenkes bei, andererseits werden die feinen Fasern, die vom Seitenband in den Meniskus ausstrahlen, bei einer Verletzung leicht gedehnt und können so über viele Wochen Beschwerden verursachen. Bei einer schweren Verdrehung kann der Meniskus vom Seitenband und der inneren Gelenkkapsel abreißen.

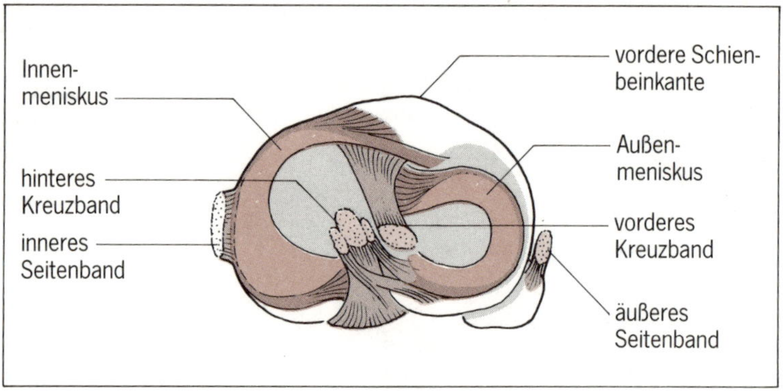

Abb. 3d Die Menisken

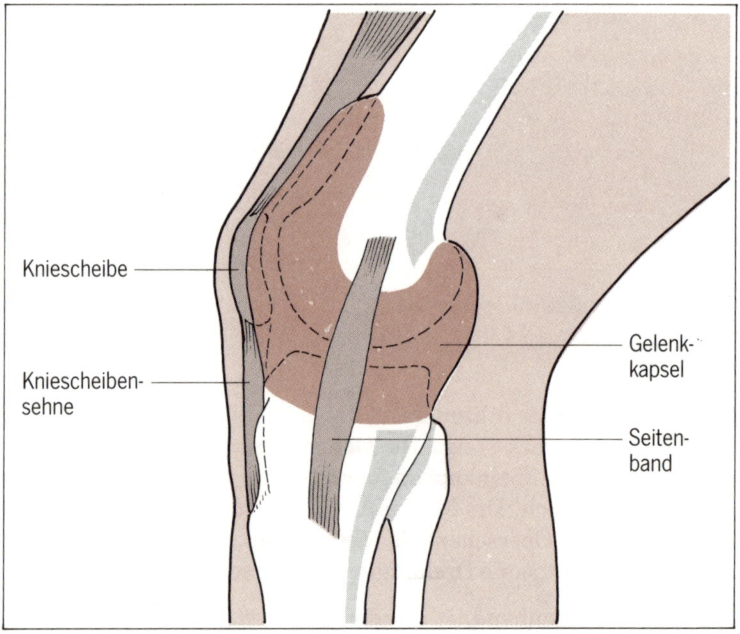

Abb. 3e Die Gelenkkapsel

Während das Kniegelenk normalen und forcierten Beanspruchungen ohne Probleme standhält, kann eine schwere äußere Gewalteinwirkung einzelne oder mehrere Bandstrukturen zerreißen. Hieraus ergeben sich ungünstige Folgen für die Gelenkmechanik und eine erhebliche Einschränkung der Belastbarkeit (s. S. 79). Die Gleitfähigkeit des Gelenkes wird durch die Glasknorpelflächen gesichert, die weißlich schimmern. Der Gelenkknorpel ist in der Oberfläche völlig glatt und bietet kaum einen Reibungswiderstand. Er wird von Gelenkflüssigkeit benetzt, die immer neu nachgebildet wird und das Gelenk »schmiert«. Krankhafte Veränderungen in der Zusammensetzung der Gelenkflüssigkeit beeinträchtigen die Gleiteigenschaften und die reibungslose Bewegung des Kniegelenkes. Daneben hat die Gelenkflüssigkeit die Aufgabe, den Knorpel mitzuernähren. Da der Knorpel sehr belastungsfähig ist und große Kräfte aufnehmen muß, finden sich im Knorpel keine Blutgefäße, die den Antransport der Nährstoffe und die Entsorgung der verbrauchten Stoffwechselprodukte übernehmen könnten. Die Blutgefäße würden unter der Last zusammengedrückt. Die Natur hat ein anderes Konstruktionsprinzip gewählt: Der Knorpel wird von innen aus dem Knochen und von außen durch die Gelenkflüssigkeit ernährt. Er nimmt Nährstoffe aus der Umgebung auf und gibt die verbrauchten Stoffwechselprodukte wieder ab. Dieser Stoffaustausch ist natürlich sehr begrenzt und viel langsamer als in einem gut durchbluteten Gewebe, wie etwa an der Lippe. Am Beispiel der Haut können wir uns leicht den Nachteil der fehlenden Blutversorgung deutlich machen. Beißen wir uns versehentlich in die Lippe oder schneiden wir uns in die Finger, so verheilt die Wunde bereits innerhalb weniger Tage. Nach kurzer Zeit können wir sie nicht mehr erkennen. Ganz anders beim Knorpel. Ihm fehlt die Kraft zu eigenständiger Regeneration. Eine Verletzung des Knorpels hinterläßt einen bleibenden Schaden. Löst sich zum Beispiel durch einen Tritt gegen das Kniegelenk ein pfenniggroßer Knorpelbezirk aus der Oberschenkelrolle, dann bildet sich auf dem Defekt nur ein minderwertiges Ersatzgewebe, eine Narbe, die als Faserknorpel bezeichnet wird. Dieser Faserknorpel ist viel rauher als der glatte Glasknorpel. Wegen der ungünstigen Heilungsaussichten des Knorpels legen Chirurgen und Orthopäden sehr viel Wert auf eine bestmögliche Wiederherstellung der Gelenkflächen nach einem Bruch. Heute ist man dazu übergegangen, den verletzten Knochen mit Schrauben, Nägeln, Platten oder Spezialklebern zu rekonstruieren. Dafür ist auch der Aufwand eines großen operativen Eingriffes gerechtfertigt (Abb. 24, S. 94).

Das Kniegelenk wird innen von einer feinen Haut ausgekleidet, die mit unserer Mundschleimhaut vergleichbar ist. Sie produziert die Gelenkflüssigkeit und steuert den Stoffaustausch zwischen Kniegelenk und dem nährstoffreichen Blut. Diese Haut regeneriert sich sehr rasch. Charakteristisch ist ihre Eigenschaft, auf unterschiedliche Reize gleichförmig zu reagieren: Es spielt keine Rolle, ob wir uns das Kniegelenk verdreht oder einen Infekt haben, die Gelenkinnenhaut produziert vermehrt Flüssigkeit, die der Betrachter als Kniegelenkschwellung, »Erguß« erkennt. Der Arzt kann diesen Erguß punktieren und aus seiner Beschaffenheit Hinweise zur Diagnose des Krankheitsprozesses bekommen. Da die Gelenkinnenhaut sehr gut durchblutet ist, führen bereits kleine Einrisse, die durch eine Verdrehung des Kniegelenkes entstanden sind, zu einer Blutung in das Gelenk. Wird bei der Punktion Blut gewonnen, so läßt sich nicht immer sagen, ob es nur ein kleiner Einriß der Schleimhaut oder eine schwere Verletzung der Bänder beziehungsweise der straffen Gelenkkapsel ist. Um einen Dauerschaden zu verhindern, neigt heute die Mehrheit der Chirurgen und Orthopäden bei einer Gelenkblutung zu einem kleinen Eingriff, der Kniegelenksspiegelung (s. S. 36). Damit kann der Operateur die Ursache der Blutung aufdecken und eine Versorgung der Verletzung vornehmen.

Die Gelenkinnenhaut verfügt über eine sehr gut durchblutete, zottige Oberfläche, die sie in die Lage versetzt große Flüssigkeitsmengen binnen kurzer Zeit aufzunehmen. Wegen ihrer hohen Stoffwechselaktivität können sich unterschiedliche Krankheitsprozesse an ihr absiedeln. Vor Einführung der Antibiotika waren bakterielle Infektionen durch Keimverschleppung auf dem Blutweg häufig. Heute spielen sie praktisch keine Rolle mehr. Dagegen haben die immunologisch vermittelten Krankheiten an Bedeutung gewonnen. Wenn der Organismus gegen eindringende Krankheitserreger oder körperfremde Partikel Antikörper bildet, so können diese sich leicht an die Gelenkinnenhaut anheften und sich mit ihr verbinden. Es entstehen Immunkomplexe, die ihrerseits zum Ausgangspunkt einer Entzündung werden (s. S. 118).

Nach außen wird die Gelenkinnenhaut durch eine feste Kapsel geschützt, die zur Stabilität des Gelenkes beiträgt. Sie ist an der Hinterseite des Kniegelenkes besonders stark ausgebildet.

Betrachten wir das Kniegelenk von vorne, so zeichnet sich durch die Haut die ovale Kniescheibe ab. Sie hat mehrere Aufgaben: Sie überträgt die vom vierköpfigen Oberschenkelmuskel entwickelte Kraft über das Kniegelenk auf den Unterschenkel und streckt damit das Knie. Die Kniescheibe »arbeitet« bei jedem Schritt, sie übernimmt beim Treppensteigen und Aufstehen aus der Hocke ein Vielfaches unseres Körpergewichtes. Daneben schützt die Kniescheibe das Gelenk vor Verletzungen von vorne. Bei einem Sturz auf das Knie berühren wir zuerst mit der Schienbeinrauhigkeit und der Kniescheibe den Boden. Die Kniescheibe verteilt die

Gewalteinwirkung gleichmäßiger auf die Oberschenkelrollen. Sofern der Sturz nicht zu schwer ist, wird der Knorpel vor direkter Gewalteinwirkung bewahrt. Von der Kniescheibenspitze zur Schienbeinrauhigkeit zieht ein sehr festes und dickes Band, die Kniescheibensehne. Der Raum zwischen Sehne, Kniescheibe und Oberschenkelrolle wird von Fettgewebe ausgekleidet und als *»Hoffascher Fettkörper«* bezeichnet. Dieses Gewebe gewinnt nur dann an Bedeutung, wenn es sich durch äußere Ursachen, zum Beispiel eine Verletzung oder Entzündungen vergrößert und einen schmerzhaften Reiz hervorruft. Zotten des Fettgewebes können sich zwischen den Gelenkflächen einklemmen und zu einer Funktionsbeeinträchtigung führen.

Bedeutsam sind zwei unscheinbare Strukturen, die unsere Haut und den Knochen vor Überlastungen und Verletzungen schützen, aber selbst zum Ausgangspunkt von Schmerzen und Erkrankungen werden können. Überall wo Haut und Knochen direkt aufeinander liegen, z. B. zwischen Kniescheibe und Haut oder der Schienbeinrauhigkeit und der Haut, bilden sich Schleimbeutel aus. Sie lassen sich mit kleinen Wassersäckchen vergleichen, die mit einer hochviskösen Flüssigkeit gefüllt sind. Dank der Schleimbeutel kann sich die Haut auf dem Knochen verschieben, ohne Schaden zu nehmen. Diese Verschieblichkeit schützt die Haut bei einem plötzlichen Sturz oder einer äußeren Gewalteinwirkung. Allerdings kann auch die Belastungsfähigkeit des Schleimbeutels überschritten werden. In diesem Fall entsteht ein Erguß, der als Anschwellung sichtbar wird. Man spricht von einer Schleimbeutelentzündung (siehe S. 105).

Außen und etwas unterhalb des Kniegelenks befindet sich das Wadenbeinköpfchen. Das körperferne Wadenbein bildet mit dem Schienbein die Knöchelgabel. Obwohl es wesentlich dünner als das Schienbein ist, trägt es mit zur Belastungsfähigkeit des Unterschenkels bei. Das Wadenbeinköpfchen ist durch feste Bänder mit dem Schienbeinkopf verbunden. In das Köpfchen strahlt das Außenband ein, das dem Kniegelenk einen wichtigen Halt gibt. Verletzungen des Wadenbeinköpfchens, zum Beispiel durch einen Tritt beim Fußball, sind nicht selten und beeinflussen das gesamte Kniegelenk.

Während die Blutgefäße und der Schienbeinnerv in der Tiefe der Kniekehle vor Verletzungen bei einem Sturz geschützt sind, läuft der Nerv, der die Fußhebung veranlaßt, bogenförmig unterhalb des Wadenbeinköpfchens. Wegen der exponierten und ungeschützten Lage kann dieser Nerv von einer stärkeren Gewalteinwirkung geschädigt werden. Die Folge ist eine Lähmung der fußhebenden Muskulatur.

Erkrankungen und Verletzungen des Meniskus

Erkrankungen und Verletzungen des Meniskus sind überaus häufig. Die Menisken sind einer immensen mechanischen Belastung ausgesetzt. Sie umgreifen halbmond- bzw. sichelförmig die Oberschenkelrollen und geben ihnen auf dem mehr oder weniger planen Schienbeinkopf Halt. Es ist nachgewiesen, daß 40 bis 60% der gesamten Gewichtsbelastung vom Ober- auf den Unterschenkel über die Menisken vermittelt werden. Denkt man sich die Menisken weg, dann würde die Auflagefläche der Oberschenkelrollen auf dem Schienbeinkopf statt 6 cm^2 nur noch 2 cm^2 betragen! Neben der Verbesserung der Lastübertragung und der Gelenkanpassung (Konkruenz) wirkt der Meniskus auch als Stoßdämpfer und schont den benachbarten Knorpel. Gerade bei starker körperlicher Belastung, zum Beispiel beim Sport, wirkt er als Bewegungsbremse und verhindert gemeinsam mit den Bändern ein Herabgleiten der Oberschenkelrollen vom Schienbeinkopf. Da er extreme Druckbelastungen aushalten muß, ist er im Zentrum nicht durchblutet. Blutgefäße finden sich lediglich in den basisnahen Anteilen der Knorpelscheiben. Die fehlende Blutversorgung beeinträchtigt die Regeneration bei kleinen Verletzungen. Im Laufe von Jahren und Jahrzehnten kann sich der Meniskus abnutzen, er wird faserig, rauh und neigt zu Einrissen. Kleine Defekte können sich im Laufe der Zeit immer weiter ausdehnen.

Der Meniskusriß

Eine starke und gewaltsame Verdrehung des Kniegelenks, zum Beispiel beim Sport oder auf der Straße, kann ebenso zu einem Riß des Meniskus führen, wie das Aufstehen aus der Hocke. Bei der Drehbewegung wird ein Teil des Meniskus zwischen Oberschenkelrolle und Schienbeinkopf eingeklemmt. Überschreitet die Bewegung den natürlichen Spielraum des Gelenkes, dann ist der Meniskus nicht mehr in der Lage, die einwirkende Last ohne Schaden aufzunehmen und zu verteilen, er reißt ein. Typische Rißformen sehen Sie auf der nebenstehenden Abbildung. Schlägt sich der freie Rand des teilweise abgetrennten Meniskus in das Gelenk ein, dann entsteht eine Bewegungssperre. Das Gelenk kann nicht mehr vollständig gebeugt und gestreckt werden. Der Innenmeniskus ist wegen seiner Verbindung mit dem Seitenband häufiger von einem Riß als der Außenmeniskus betroffen (Abb. 4).

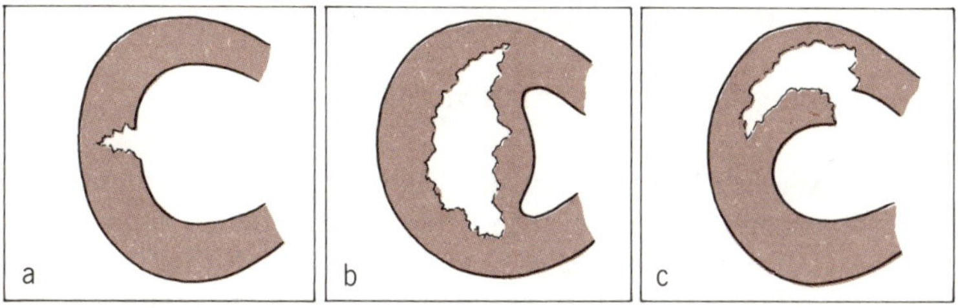

Abb. 4 Typische Verletzungen des Meniskus. a) kleiner Einriß. b) Korbhenkelriß. c) Lappenriß

Die Diagnostik der Meniskusschäden

Der Verletzte wird rasch den Arzt aufsuchen. Ausgeprägte Risse des Meniskus bereiten keine diagnostischen Schwierigkeiten. Kleinere Einrisse können sich der manuellen Untersuchung entziehen. Zur Sicherheit wird der Arzt ein Röntgenbild anfertigen, um eine knöcherne Verletzung auszuschließen. Kleine Knorpel-Knochen-Absprengungen, die sich in das Gelenk einklemmen, verursachen eine ganz ähnliche Beschwerdesymptomatik. Mit Hilfe eines speziellen Röntgenverfahrens, der *Arthrographie* läßt sich der Meniskusriß darstellen. Hierbei wird ein wasserlösliches Kontrastmittel mit einer Spritze in das Kniegelenk eingebracht. Damit sich die Gelenkkapsel von anderen Strukturen abhebt, spritzt der Arzt zusätzlich etwas Luft über eine Spritze in das Gelenk. Die im Röntgenbild kontrastgebende Flüssigkeit schlägt sich an allen inneren Strukturen des Kniegelenkes nieder. Der sonst unsichtbare knorplige Meniskus wird im Röntgenbild scharf konturiert abgebildet. Ist er an einer Stelle eingerissen, so fließt Kontrastmittel in den Riß. Die Aussagekraft der Arthrographie ist hoch. Da die Aufnahme außerhalb des Körperstamms angefertigt wird, ist die Strahlenbelastung gering. Wesentliche Nebenwirkungen sind mit der Untersuchung nicht verbunden. Der Patient sollte den Radiologen allerdings über eine Allergieneigung informieren. Um keine Krankheitskeime in das Gelenk einzubringen, wird die Haut vor einer solchen Untersuchung sorgfältig desinfiziert.

Zunehmend häufiger wird ein neueres Untersuchungsverfahren zur Diagnostik der Meniskusverletzungen eingesetzt. Es handelt sich um die Darstellung von Weichteilstrukturen mit Hilfe des Ultraschalls (medizinischer Fachbegriff: *Sonographie)*. Mit ihr lassen allerdings sich bis heute noch nicht alle Meniskusverletzungen darstellen. Da die technische Entwicklung der Ultraschallgeräte rasch fortschreitet, ist damit zu rechnen, daß die Aussagekraft der Untersuchung zunehmen wird. Die Sonographie ist völlig unschädlich.

Die Therapie des Meniskusschadens

Kniegelenkspiegelung (Arthroskopie)

Am sichersten lassen sich Meniskusverletzungen mit der Kniegelenkspiegelung nachweisen. Die Arthroskopie kommt zunehmend seit der zweiten Hälfte der 70er Jahre zum Einsatz und gilt heute als Routineverfahren. Der Operateur führt eine Sonde in das Kniegelenk ein, durch die er mit bloßem Auge oder über einen Fernsehmonitor das gesamte Gelenk inspizieren kann. Durch die Sonde läßt sich der Einriß des Meniskus oder eine andere krankhafte Veränderung, die die Blockierung hervorrief, erkennen. Die Kniegelenkspiegelung hat einen, für den Patienten sehr wesentlichen Vorteil: Mit ihrer Hilfe ist es möglich, operative Eingriffe im Kniegelenk durchzuführen. Noch während der gleichen Untersuchung kann der eingerissene Meniskus geglättet werden. Hierzu macht der Operateur ein oder zwei andere kleine Einstiche durch die er eine Zange und ein spezielles Instrumentarium in das Gelenk einführt. Dann faßt er den eingerissenen Teil des Meniskus und trennt ihn mit einer kleinen Schere vom intakten Gewebe ab. Der Chirurg kann darüber hinaus freie Gelenkkörper entfernen, Knorpelunebenheiten glätten und eingerissene Strukturen nähen. Die Naht hat sich bei kleineren Meniskusrissen bewährt, die nahe an der Gelenkkapsel liegen. Hier sind ausreichend Blutgefäße vorhanden, die dafür sorgen, daß die eingerissenen Meniskusteile zusammenwachsen können. Eine solche Situation ist bei den peripher gelegenen Rissen nicht vorhanden (Abb. 5).

Der Eingriff wird in Betäubung durchgeführt, in den meisten Kliniken nimmt man eine Vollnarkose oder Teilkörperbetäubung (Spinalanästhesie) vor. Bei der letzteren wird ein lokales Betäubungsmittel in den Wirbelkörperkanal, etwas oberhalb des Beckens gespritzt. Das Betäubungsmittel verteilt sich im Gewebswasser, das die Nerven umgibt. Die untere Lendenwirbelsäule, der Unterleib und die Beine werden daraufhin für einige Stunden gefühl- und bewegungslos.

Die konventionelle Kniegelenkoperation

Noch vor wenigen Jahren war das Standardverfahren bei Meniskusverletzungen die »normale«, operative Gelenkeröffnung. Bei diesem Eingriff wird die Haut, das Fettgewebe und die Gelenkkapsel mit dem Skalpell durchtrennt. Danach ist der Blick in das Gelenk frei. Mit bloßem Auge läßt sich nun der defekte Meniskus erkennen, dessen beschädigte

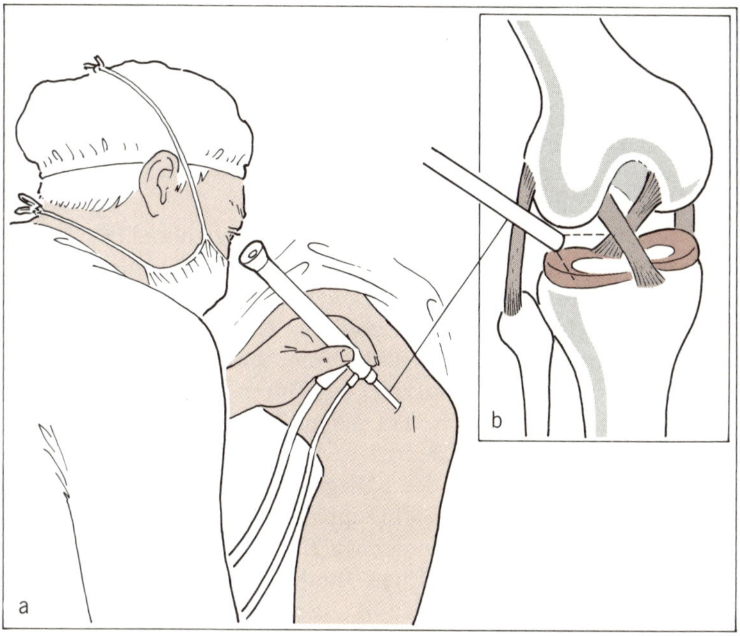

Abb. 5 a) Bei der Spiegelung betrachtet der Operateur das Gelenk durch eine Sonde.
b) Einblick in das Kniegelenk.

Teile entfernt werden. Die konventionelle Kniegelenkoperation wird auch heute noch durchgeführt, wenngleich sie zugunsten des Sondeneingriffs zurückgeht. Nicht alle Meniskusverletzungen eignen sich gleichermaßen gut für eine arthroskopische Operation. Sollten Sie selbst von einer Meniskusschädigung betroffen sein, dann sprechen Sie mit Ihrem Arzt, der Sie über das am besten geeignete Operationsverfahren beraten wird.

Die Verweildauer nach einer Kniegelenkspiegelung bzw. einem operativen Eingriff ist von Krankenhaus zu Krankenhaus unterschiedlich. Einige Häuser führen die Arthroskopie ambulant oder im Rahmen eines ein- bis zweitägigen stationären Aufenthaltes durch, andere bevorzugen es, den Patienten für einige Zeit zu beobachten, um die Heilungsergebnisse kontrollieren zu können. Bei einer normalen Kniegelenkeröffnung wird mit einem stationären Aufenthalt von mindestens ein bis zwei Wochen gerechnet werden müssen. Die Fäden werden zwischen dem 12. und 14. Tag entfernt.

Kniebeschwerden bei Abnutzung des Meniskus

Während der Meniskusriß akut auftritt, macht sich die Meniskusabnutzung im Laufe einer längeren Zeit bemerkbar. Die inneren Ränder des Meniskus können sich auffasern, die Struktur des knorpligen Meniskus wird rauh und beeinträchtigt die reibungslose Bewegung. Die Schmerzen sind weit geringer als bei einem Meniskusriß. Die Beweglichkeit ist nicht oder nur leicht eingeschränkt. Die Patienten berichten über ein unter Belastung zunehmendes, »unangenehmes Gefühl«, das sie mehr an der Innen- oder Außenseite des Kniegelenkes orten. Die Diagnosestellung ist nicht so einfach wie bei einem größeren Einriß. Oftmals bleiben nach der manuellen Untersuchung Zweifel, ob die Abnutzung des Meniskus tatsächlich die Ursache der Schmerzen ist. Durch die Alterung kann sich das Gewebe so weit auflockern, daß Gelenkflüssigkeit durch den Meniskus in die umgebenden Weichteile tritt und die Haut vorwölbt. Der Patient bemerkt an der Außenseite des Kniegelenkes eine leichte Schwellung. Der Arzt kann mit einer Spritze Flüssigkeit entfernen und damit die Diagnose *Überbein des Meniskus* (Meniskusganglion) sichern. Leider füllt sich die Vorwölbung nach einer solchen Punktion erneut, so daß mit ihr kein dauerhafter Erfolg verbunden ist. Erreicht das Ganglion ein größeres Ausmaß und stört es den Patienten, dann ist ein operativer Eingriff erforderlich. Der defekte Anteil des Meniskus und die Vorwölbung werden entfernt, die Gelenkkapsel sorgfältig vernäht. In der Regel verschwinden die Beschwerden danach auf Dauer.

Abnutzungen des Meniskus sind besonders häufig bei Menschen, die in hockender oder kniender Position arbeiten müssen. Besonders zu erwähnen sind Bergleute, Fliesenleger und Raumausstatter. Bei ihnen kann der Meniskusschaden nach langjähriger Tätigkeit als Berufskrankheit anerkannt werden.

Die konservative (nichtoperative) Behandlung der Meniskusabnutzung zielt darauf ab, den Stoffwechsel zu verbessern. Ich empfehle meinen Patienten das Kniegelenk in den nächsten Wochen zu schonen und leite eine physikalische Behandlung ein. Hierzu gehören die Anwendung von Reizstrom, Ultraschall, Packungen und stabilisierende Verbände. Durch Bewegungsübungen ohne Belastung wird das Knie wieder an das normale Gelenkspiel gewohnt. Diese Therapie kann keine Wunder vollbringen. Bei den meisten Patienten läßt sich jedoch der Reizzustand mit etwas Geduld zum Abklingen bringen.

Bleiben auch nach einer mehrwöchigen Behandlung Schmerzen und eine Beeinträchtigung der Belastbarkeit bestehen, so kann an eine

Kniegelenkspiegelung oder sogar an die operative Kniegelenkeröffnung gedacht werden. Bei der Arthroskopie werden die defekten Teile des Meniskus entfernt. Nicht selten erkennt man bei der Spiegelung, daß nicht nur der Meniskus, sondern ein zusätzlicher Gelenkverschleiß schuld an dem Leiden des Patienten sind. Der Knorpel hat sich im Laufe des Lebens abgenutzt und kann die reibungslose Funktion nicht mehr sicherstellen. Während die Dauer des stationären Aufenthalts bei der Arthroskopie wie beim akuten Meniskusriß anzusetzen ist, muß bei zusätzlichen Eingriffen am Knochen mit einem längeren Krankenhausaufenthalt gerechnet werden (2 bis 3 Wochen).

Nachbehandlung – Belastbarkeit und Sportfähigkeit nach Meniskusverletzungen

Natürlich interessiert Sie vor allem, wann Sie das Kniegelenk nach einer Meniskusverletzung wieder voll und ungestört belasten können. Je nach Größe des Risses und zusätzlichen Begleitverletzungen sowie dem Zustand des Gelenkes müssen Sie mit einer unterschiedlich langen Rekonvaleszenzzeit rechnen. Die folgende Übersicht gibt Ihnen Hinweise zum Heilungsverlauf bei typischen Verletzungen und regelhaftem Heilungsverlauf. Sie beziehen sich auf isolierte Meniskusschäden bei intakten Kreuz- und Seitenbändern.

Einfacher unkomplizierter Meniskusriß, arthroskopisch behandelt

Bei dem Eingriff wird nur der defekte Teil des Meniskus entfernt. Der Patient ist schon innerhalb einiger Tage in der Lage kürzere Strecken ohne große Schmerzen zurückzulegen. Nach zwei Wochen können mittlere Wege ohne Schwellneigung absolviert werden. Ab diesem Zeitpunkt ist das Radfahren in der Ebene erlaubt. Je nach Situation kann die Verordnung von Bewegungsübungen zur Kräftigung der Muskulatur angezeigt sein. Zusätzlich ist es möglich ein leichtes Lauftraining in das Nachbehandlungsprogramm aufzunehmen. Nach etwa sechs Wochen ist die Belastungsfähigkeit so weit wiederhergestellt, daß eine intensivere sportlichere Belastung wieder aufgenommen werden kann. Ich empfehle meinen Patienten mit Kampfsportarten unter Wettbewerbsbedingungen (Fußball, Hallensportarten) noch für einige Zeit zu warten, um schmerzbedingte Fehlreaktionen, die eine neue Verletzung begünstigen könnten, auszuschließen.

Einfacher unkomplizierter Meniskusteilriß – konventionelle Operation

Nach Entfernung der Fäden wird sich eine Behandlung mit Bewegungsübungen oder Krankengymnastik anschließen. Etwa zwei bis drei Wochen später sollten mittellange Strecken ohne Beschwerden zurückgelegt werden können. Radfahren ohne Steigung ist frühestens nach Abschluß der dritten Woche erlaubt. Liegen nach vier Wochen keine Schwellungen vor, so ist ein leichtes Lauftraining möglich. Anfänglich sollte nur 10 bis 15 Minuten gelaufen werden, um eine Überlastungsreaktion zu vermeiden. Nach ca. acht Wochen kann der Sport weitgehend wiederaufgenommen werden. Hinsichtlich von Kampfsportarten ist eine längere Pause zu empfehlen.

Komplette Meniskusentfernung bei konventioneller Operation

Sie haben weiter oben in dem anatomischen Kapitel die Bedeutung der Menisken kennengelernt. Sie stabilisieren das Kniegelenk. Trotzdem wird sich die vollständige Entfernung eines Meniskus nicht immer vermeiden lassen, sei es, daß der Riß sehr ausgedehnt und basisnah liegt oder die Alterungsveränderungen so gravierend sind, daß das Belassen des Meniskus einen größeren Schaden als seine Entfernung darstellen würde. Da die Muskulatur die Gelenkführung verbessert, sollte möglichst bald nach dem Eingriff eine kranken- oder heilgymnastische Behandlung einsetzen, die über die Entlassung aus stationärer Behandlung bis zur vollen Wiederherstellung des Muskelmantels fortgeführt wird. Der Muskelaufbau kann einige Wochen in Anspruch nehmen. Sehr zu empfehlen ist wiederum das Radfahren. Mit speziellen Reizstromverfahren läßt sich die Muskulatur zusätzlich stimulieren. Ist der Muskel wieder auftrainiert, so kann ein Lauftraining begonnen werden. Fußball und andere Kampfsportarten sind für einen längeren Zeitraum als kritisch anzusehen. Um diese Sportarten erneut ohne größeres Risiko zu betreiben, müssen Sie erst die volle Bewegungssicherheit wiedergewonnen haben. Besprechen Sie das sportliche Engagement mit Ihrem Arzt. Grundsätzlich ist die Verletzungsgefahr bei Kampfsportarten und extremen Belastungen nach einer kompletten Meniskusentfernung höher als beim völlig intakten Kniegelenk.

Komplette Meniskusentfernung bei zusätzlichem Gelenkverschleiß

Neben den Folgen der operativen Meniskusentfernung muß für die Zukunft auch die Arthrose als ungünstiger Faktor berücksichtigt werden. Meistens wird sich die Rekonvaleszenz über mehr als sechs bis acht Wochen hinziehen, die einzelnen therapeutischen Schritte sollten Sie mit Ihrem Arzt besprechen. Im allgemeinen gilt, daß die Bewegung den Stoffwechsel und die Funktion des Gelenkes verbessert. Eine stärkere Belastung wirkt sich eher ungünstig aus. Da beim Schwimmen und Radfahren (in der Ebene) nicht das ganze Körpergewicht von den Knien getragen werden muß und das Gelenk dabei regelmäßig ohne die Gefahr einer Verletzung bewegt wird, sind diese Sportarten auch bei einem vorgeschädigten Knie zu empfehlen. Spaziergänge und kürzere Läufe sind in Maßen erlaubt. Tennis kann auf Aschenplätzen, bei denen die Bremswirkung auf das Gelenk verzögert ist, weitergespielt werden, sofern die Arthrose nicht zu stark ausgeprägt ist. Hallen- und Kampfsportarten sollten nur mit äußerster Zurückhaltung betrieben werden. Die hier abrupt auftretenden Bewegungen werden praktisch ohne Verzögerung an das Gelenk weitergegeben und können leicht dessen Kompensationsbreite überschreiten. Schmerzen und ein Erguß zeigen, daß dem Gelenk zuviel zugemutet wurde.

Natürlich können Ihnen die Angaben nur sehr vage Hinweise zur Belastungsfähigkeit des Kniegelenkes nach der Behandlung einer Meniskusverletzung oder Abnutzung geben. Sehr viel hängt von Ihrer eigenen persönlichen Situation ab. Haben Sie zum Beispiel von Jugend an intensiv Sport betrieben und beherrschen Sie die Technik in allen Einzelheiten, so wird es eher vertretbar sein, diese Disziplin auch in Zukunft auszuüben. Möchten Sie allerdings erst mit einem gelenkbelastenden Sport anfangen, so wird man Ihnen hiervon abraten müssen. Ich kenne aus eigener Erfahrung viele Leistungssportler, die trotz Verlust beider Menisken hervorragende Leistungen erzielen. Diese Profis wissen, daß ihr Sport mit einem erhöhten Risiko verbunden ist. Am extremsten ist die Situation im Fußball. Viele der besten Berufsfußballer spielen trotz operierter Menisken und durchgemachter Bandverletzungen weiterhin mit großem Einsatz. Bei ihnen liegt eine andere Situation vor: Sie verdienen ihren Lebensunterhalt mit dem Ball und können sich nach einigen Jahren »zur Ruhe setzen« und von ihrem Ersparten leben.

Sie müssen auch nach einer größeren Knieoperation nicht auf körperlichen Ausgleich verzichten. Suchen Sie sich einen Sport, der der Leistungsfähigkeit Ihres Knies gerecht wird. Ein Gespräch mit dem Hausarzt, Orthopäden oder Chirurgen, wird die notwendige Klarheit bringen. Sofern Sie aktiv in einem Sportverein engagiert sind, können sie auch den Übungsleiter oder Trainer zu dem Gespräch hinzuziehen.

Reizknie des Jugendlichen – Chondropathia patellae

Jugendliche und junge Erwachsene zwischen dem 10. und 30. Lebensjahr klagen ausgesprochen häufig über unbestimmte, ziehende, sehr lästige und teilweise chronische Knieschmerzen. Nicht selten sind beide Kniegelenke befallen. Ein Unfallereignis können die Jugendlichen nicht angeben, sie berichten jedoch, daß sie nach langem Sitzen mit angezogenen Beinen, beim Treppensteigen, Radfahren, Schwimmen oder nach dem Sport eine Schmerzverstärkung bemerkt hätten. Dabei wird der Beschwerdecharakter wechselnd, zum einen Teil als heftig, zum anderen Teil als wenig beeinträchtigend beschrieben. Ich habe Ihnen in der Einleitung eine Patientin mit einer *Chondropathia patellae* vorgestellt. Die Krankengeschichte zeigt, welche Sorgen dieses Leiden Mutter und Tochter bereitete. Beide suchten verschiedene Ärzte auf und waren erst dann beruhigt, als ihnen die Ursache verständlich erklärt wurde und sie durch die Behandlung Hoffnung auf Besserung schöpften.

Die Erkrankung ist besser zu verstehen, wenn man sich an die Anatomie des Knies erinnert:

Die Beschwerden gehen vom Kniescheibenrückflächen-Oberschenkelrollen-Gelenk aus, das für den Streckvorgang des Unterschenkels unentbehrlich ist. Die Kniescheibe ist in den großen Oberschenkelstreckmuskel eingebaut und verteilt die Kraft des Muskels auf das gesamte Kniegelenk. Wäre die Kniescheibe nicht vorhanden, so würde die Sehne direkt auf der Oberschenkelrolle reiben. Durch ihre eigentümliche Konstruktion nimmt der Druck der Kniescheibe auf die Oberschenkelrolle umso mehr zu, je weiter das Kniegelenk gebeugt wird und je stärker die Anspannung des Muskels die Kniescheibe gegen die Oberschenkelrolle zieht. Bei jeder Beugung des Kniegelenkes ändern sich die Stellung der Kniescheibe zu den Oberschenkelrollen und damit auch die Druckverhältnisse. Dieser Belastungswechsel ist normal und macht dem Gesunden keine Beschwerden. Der Knorpel wird bei der Bewegung durch die Gelenkflüssigkeit benetzt und von ihr ernährt. Nur ein völlig intakter Knorpel garantiert eine einwandfreie Funktion des Gelenkes. Der Anpreßdruck der Kniescheibe beträgt bis zu 1500 kg. Bei einem Sprung aus der Hocke treten Zugspannungen bis zu 2000 kg auf! Bereits geringe Beeinträchtigungen des Gelenkstoffwechsels, die durch eine mangelnde Benetzung des Knorpels mit Gelenkflüssigkeit, kleine Verletzungen oder einseitige Körperhaltungen entstanden sind, können zu einer Schädigung der obersten Knorpelschichten führen. Da der Knorpel nicht durchblutet wird, ist er auf die Ernährung aus der Gelenkflüssigkeit angewiesen.

Das Kniescheibenrückflächen-Oberschenkelrollen-Gelenk befindet sich in einem sehr leicht verletzlichen Gleichgewicht. Neben einer Fehlanlage der Kniescheibe die häufiger diagnostiziert wird, sind es vor allem außergewöhnliche Anstrengungen, die die Chondropathie erstmalig hervorrufen. Hierzu gehören ungewohnte Wanderungen in den Bergen, lange Radtouren in untrainiertem Zustand, das Besteigen eines Aussichtsturms, intensives Krafttraining (Streckung des Unterschenkels gegen Widerstand an Body-building-Geräten), Konditions- und Zirkeltraining, lange Autofahrten oder Kinobesuche und eine sitzende Tätigkeit. Die unterschiedlichen Auslöser haben eine Gemeinsamkeit: Das Kniegelenk befindet sich während eines längeren Zeitraums oder wiederholt in gebeugter Haltung. Dabei kommt es nicht so sehr auf den objektiven Grad der Belastung an, denn zum Beispiel ist das Sitzen am Schreibtisch nichts körperlich Anstrengendes, aber bei angewinkelten Knien wird die Kniescheibe gegen die Oberschenkelrollen gepreßt. Die Gelenkflüssigkeit kann sie nicht frei umspülen, die Ernährung des Knorpels ist beeinträchtigt. Zwar wird die Kniescheibenrückfläche auch beim untrainierten Radfahrer mit »Gelenkschmiere« benetzt, wählt der Fahrer jedoch einen Gang mit ungünstigem Übersetzungsverhältnis oder erklimmt er einen Berg, so können die aufgetretenen Druckkräfte die Belastungsfähigkeit des Knorpels überschreiten.

Die Fehl- oder Überbelastung äußert sich in Schmerzen. Der Arzt fühlt und hört bei der Untersuchung ein deutliches Reiben und Knirschen. Wenn der Patient sich wegen hartnäckiger Beschwerden einer Kniespiegelung unterziehen muß, so erkennt der Operateur, daß die Rückfläche der Kniescheibe und manchmal auch die gegenüberliegende Oberschenkelrolle aufgefasert ist. Die oberen Knorpelschichten sind nicht mehr schön glatt wie beim Gesunden, sondern haben durch die Schädigung der Oberfläche einen wichtigen Teil ihrer Funktion verloren: die reibungslose Bewegung zu gewährleisten. Bei der Chondropathie verrichtet das Kniegelenk seine Arbeit mit einem erhöhten Reibungswiderstand und schmerzt deshalb schon bei geringen Belastungen. Hieraus kann sich ein Teufelskreis entwickeln, der den Patienten und seine Angehörigen mutlos macht. Ist die Oberfläche rauh, so führen schon kleine Beanspruchungen zur Verstärkung der Schmerzen. Wenn der Patient die Ursachen der Erkrankung nicht kennt, so wird er das Bein »ruhighalten«. Die einfachste Form der Schonung ist das Sitzen, aber hierbei wird die Kniescheibenrückfläche erneut an die Oberschenkelrollen gedrückt. Der Schaden und die Schmerzen nehmen zu.

In seltenen Fällen werden abgestorbene Knorpelteile in das Gelenkinnere abgestoßen. Dabei entstehen freie Körper, die das Gelenk blokkieren können. Ist der hinterlassene Knorpeldefekt groß, so sind die Heilungsaussichten entsprechend ungünstig, da sich der Glasknorpel nicht regenerieren kann, sondern von einem minderwertigen Faserknorpel ersetzt wird.

Die Behandlung der Chondropathia patellae

Wichtigster Bestandteil jeder Therapie ist das Wissen um die Ursache des wiederkehrenden Reizzustandes. Indem Sie vermeiden, die Kniescheibenrückfläche über längere Zeit einem hohen oder ungewohnten Druck auszusetzen, verbessern sich die Chancen für eine Ausheilung der Chondropathie. Ungünstig sind die oben beschriebenen Körperhaltungen und alle Bewegungen, die die Beschwerden auslösten. Sie sollten versuchen sich umzustellen.

Wenn Sie Ihre Beine im Sitzen ausstrecken und die Kniescheibe seitlich mit Daumen und Zeigefinger fassen, so können Sie sie nach links und rechts hin- und herschieben. In dieser Lage ist die Kniescheibe von allem Druck entlastet, die Gelenkflüssigkeit kann den Knorpel umspülen und ihn ernähren. In gebeugter Position läßt sich die Kniescheibe nicht verschieben. Benutzen Sie deshalb beim Sitzen ein Fußbänkchen und strecken Sie Ihre Beine aus. Bewegen Sie Ihre Kniegelenke häufiger unter dem Schreibtisch, um den Stoffwechsel anzuregen. Beim Autofahren haben Sie einen gewissen Einfluß durch die Position Ihres Sitzes. Je näher Sie den Sitz zum Lenkrad stellen, um so stärker müssen sie das Kniegelenk beugen. Schon das Zurücksetzen des Autositzes entlastet die Kniegelenke. Wenn Sie die Wahl zwischen einem Wagen mit Gangschaltung oder Automatik haben, so wählen Sie die Automatik, bei der Sie das linke Bein dauernd gestreckt lassen können. Wollen Sie einen langen Interkontinentalflug oder eine mehrtägige Busfahrt mitmachen, dann setzen Sie sich an den Rand der Sitzreihe, dort können Sie die Beine ausstrecken. Bewegen Sie ihre Knie möglichst häufig und stehen Sie zwischendurch auf, um sich die Beine zu vertreten. Vermeiden Sie es, längere Zeit mit angebeugten Knien zu schlafen. Holen Sie die Ruhe lieber an Ihrem Zielort nach.

Während im allgemeinen der Rat gilt, daß körperliches Training die Gesundheit fördert, Treppensteigen und Kniebeugen somit günstig sind, sollten Sie bei der Chondropathie darauf verzichten. Benutzen Sie einen Aufzug. Sie können spazierengehen, aber möglichst nicht in den Bergen. Konditions- und Zirkeltraining ist ebenso ungünstig wie das forcierte Brustschwimmen. Erlaubt dagegen ist Kraulschwimmen, weil die Knie hierbei nur wenig angewinkelt werden müssen. Sie dürfen in der Ebene radfahren. Benutzen Sie ein leichtes Sportrad mit Gangschaltung und wählen Sie einen leichten Gang. Stellen Sie den Sattel so hoch, daß Sie beim Sitzen die Pedale mit der Ferse des gestreckten Beines gerade noch erreichen. Sie müssen zwar beim Anhalten absteigen, entlasten aber durch den hochgestellten Sattel die Kniescheibenrückfläche, da das Bein bei jedem Tret-Zyklus fast in eine Streckung kommt. Die gleichmäßige Bewegung wirkt sich günstig auf die Regeneration des Knorpels aus, die obersten Knorpelschichten werden »geglättet«. Treten trotz dieser nur minimalen Belastung Schmerzen auf, so sollten Sie Ihren Arzt informieren. Bei den meisten Patienten wird das Wissen um die Erkrankung und eine Umstellung des täglichen Lebens ausreichen, um die Beschwerden zum Abklingen zu bringen. Die Prognose ist günstig. Allerdings brauchen Sie Geduld, denn der Heilungsprozeß kann sich über viele Monate, manchmal auch Jahre hinziehen.

Patienten mit einer Chondropathie bedürfen aus zwei Gründen einer ärztlichen Betreuung: Erstens müssen andere Erkrankungen, die eine ähnliche Symptomatik hervorrufen können, ausgeschlossen werden. Zweitens ist gerade wegen des längeren Heilverlaufs das Gespräch mit dem Arzt besonders wichtig. Mit ihm können Sie erörtern, ob eine Behandlung angezeigt ist oder ein gelenkschonendes Verhalten ausreicht. Auf den vorangehenden Seiten hatte ich Ihnen schon empfohlen den Arzt nicht gleich zu wechseln, wenn rasche Erfolge ausbleiben. Für die Chondropathie gilt: »Viele Köche verderben den Brei«.

Die medizinische Behandlung der Chondropathia patellae

Die medizinische Behandlung der Chondropathia patellae ist viel schwieriger als die der Meniskuserkrankungen. Während beim Meniskusriß die Kniegelenkspiegelung oder die konventionelle Operation als Standardverfahren gelten kann, existieren bei der Chondropathie unterschiedliche Behandlungskonzepte, die sich nur zum Teil decken. Im folgenden skizziere ich einige Therapieverfahren mit ihren Erfolgsaussichten und den möglichen Nebenwirkungen.

Konservative (nichtoperative) Behandlung

Die konservative Behandlung versucht die Bedingungen für eine Regeneration des Gelenkknorpels zu verbessern. Hat der akute Reizzustand einen Erguß hervorgerufen, so steht die antientzündliche Therapie im Vordergrund. Hierbei haben sich Eispackungen oder kühle Umschläge mit einem Alkohol-Wasser-Gemisch bewährt. Sie mischen einen Teil 75% Isopropylalkohol mit zwei Teilen kaltem Wasser. Dann schlagen Sie das Knie in ein frisches Küchenhandtuch ein und beträufeln es mit der Lösung. Im Laufe der Zeit verdunstet der Alkohol und kühlt das Kniegelenk. Den Alkohol bekommen Sie rezeptfrei in der Apotheke. Es reicht, wenn Sie probeweise ein Viertel Liter kaufen. Zusätzlich sollten Sie Anspannübungen bei gestrecktem Knie machen (s. S. 149–151). Es ist sinnvoll, die Übungen anfänglich unter Anleitung einer Krankengymnastin zu beginnen, um sie später selbsttätig weiterzuführen. Bewährt haben sich Reizströme (Iontophorese, Anwendungen nach NEMEC) und der niedrig dosierte Ultraschall. Nachts sind Umschläge mit unterschiedlichen Pasten (Enelbin, Kytta-Plasma) empfehlenswert. Viele Patienten berichten auch über eine günstige Wirkung von Quark- oder Heilerde-Umschlägen. In der akuten Phase sollte noch keine Wärme angewandt werden.

Besteht der Reizzustand bereits seit längerer Zeit und fehlen Entzündungszeichen (Hitze, Rötung, Schwellung), dann kann eine Wärmebehandlung versucht werden. Die Pasten werden im Wasserbad erwärmt und dann über Nacht aufgebracht. Fangopackungen führen zu einer Durchblutungssteigerung und Verbesserung der Ernährungssituation des Knorpels. Bei der chronischen Chondropathie kann eine längerfristige Physiotherapie Linderung bringen. Nachdem die Beschwerden weiter abgeklungen sind, darf die Belastung langsam gesteigert werden.

Medikamentöse Behandlung

Bis heute ist kein Medikament bekannt, das die Chondropathie »ausheilt«. Manche Patienten berichten über eine günstige Wirkung nach der Einnahme von Gelatine oder Tabletten und Lösungen, die Aminosäuren bzw. Aminosäurengemische enthalten. Es handelt sich um Bausteine des Knorpels, die unter der Vorstellung hergestellt werden, daß dem Körper diese Bestandteile fehlen und daß er nach der Aufnahme in der Lage ist, die zugeführten Substanzen in den erkrankten Knorpel einzubauen. Medikamente, deren Wirkungsmechanismus auf dem eben beschriebenen Mechanismus beruhen, sind die Präparate AHP 200 und

Dona 200 S. Drogerien und Lebensmittelgeschäfte bieten Gelantine in abgepackten Beuteln an, Sie können sie auch preiswert lose in der Apotheke als »Gelantina alba DAB« kaufen. Man nimmt täglich einen gehäuften Teelöffel (ca. 7 Gramm) ein, der in Saft oder Joghurt eingerührt werden kann. Die Behandlung mit den Tabletten oder der Gelantine erfolgt kurmäßig über mehrere Wochen.

Gute Erfahrungen habe viele Orthopäden mit der Verabreichung von Medikamenten oder Flüssigkeiten in das erkrankte Gelenk gemacht. Nach sorgfältiger Desinfektion wird eine Kochsalzlösung, die mit Spurenelementen angereichert ist, in das Gelenk gespritzt (z. B. Zeel). Damit sich die Flüssigkeit verteilt, wird das Knie nach der Injektion bewegt. Die Patienten empfinden eine direkt nach der Spritze einsetzende Linderung, die für einen längeren Zeitraum anhält. Ich empfehle die Injektionsbehandlung mit homöopathischen Lösungen nur, wenn andere konservative Behandlungen keine Besserung gebracht haben und der Patient sehr unter den Beschwerden leidet. Eine Injektionsserie besteht aus acht bis zehn Spritzen. Der Patient muß über mögliche Risiken informiert werden. In seltenen Fällen (1 : 10 000 bis 1 : 15 000) können trotz sorgfältiger Desinfektion Krankheitskeime mit der Nadel in das Gelenk verschleppt werden und eine Entzündung hervorrufen, die einen operativen Eingriff erforderlich macht. Problematisch ist die Injektion von Lösungen, die tierische Knorpelbestandteile in höherer Dosierung aufweisen. Auch mit ihnen läßt sich vielfach eine subjektive Besserung erzielen. Allerdings können diese Medikamente eine Allergie hervorrufen. Einige Präparate wurden auf Veranlassung des Bundesgesundheitsamtes wegen dieser Nebenwirkungen vom Markt genommen.

Operative Behandlung

Wenn die konservative Behandlung erfolglos geblieben ist und der Patient nicht mit seinen Beschwerden zurecht kommt, dann wird man sich zu einer Kniegelenkspiegelung entschließen. Die Arthroskopie kann die Diagnose sichern und andere Erkrankungen abgrenzen. Der Operateur ist in der Lage, die obersten rauhen Knorpelschichten abzuschleifen. Dadurch wird gesunder Knorpel in die Belastungszone einbezogen. Die Funktion des Gelenkes bessert sich, die Schmerzen nehmen meistens ab. Nur bei größeren Knorpeldefekten können weitergehende Eingriffe empfohlen werden. Bei dem zuweilen durchgeführten Operationsverfahren nach BANDI wird das Kniescheibenansatzband mit einem Stück Knochen aus dem Schienbeinkopf herausgehoben und weiter nach vorne gesetzt. Danach wird es mit

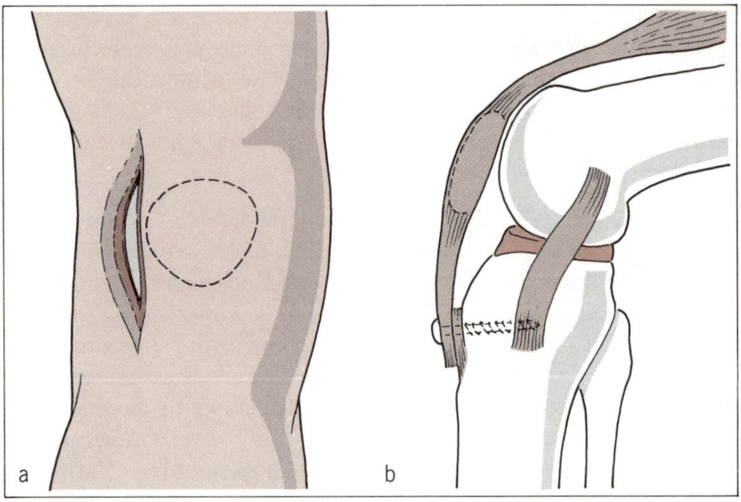

Abb. 6 Operative Verfahren zur Behandlung der Chondropathie
a) Einkerbung der Bindegewebsstränge seitlich der Kniescheibe
b) Operation nach BANDI: Vorverlagerung des Kniescheibensehnenansatzes.

einer Schraube fixiert (Abb. 6b). Man hofft, mit diesem Eingriff den auf die Kniescheibenrückfläche wirkenden Druck zu vermindern und langfristig eine Verbesserung der Gelenkmechanik zu erreichen. Das Verfahren ist nur bei jüngeren Patienten empfehlenswert. Da es sich um eine größere Knochenoperation handelt, müssen die Heilanzeige sowie die Vor- und Nachteile sehr sorgfältig und eingehend mit dem Operateur besprochen werden. Technisch einfacher und vielfach wirkungsvoll ist ein Eingriff, bei dem die bindegewebigen seitlichen Zügel zwischen der Kniescheibe und der Gelenkkapsel durchtrennt werden. Diese als »lateral release« bezeichnete Operation mindert ebenfalls den Druck bei der Beugung des Kniegelenks (Abb. 6a). Da nur Weichteile durchtrennt werden, ist der stationäre Aufenthalt und die Rekonvaleszenz relativ kurz.

Wenn Sie von Ihrem Arzt die Diagnose »Reizzustand der Kniescheibenrückfläche« oder »Chondropathie« gestellt bekamen, dann darf Sie das nicht beunruhigen. Denken Sie daran, daß die Heilungsaussichten gut sind und die Beschwerden im Laufe der Zeit fast immer zurückgehen. Der Erfolg der Therapie hängt in hohem Maße von Ihrem eigenen Verhalten ab.

Abnutzungsbedingte Kniebeschwerden (Arthrose, Gelenkverschleiß)

Die Alterung des Menschen ist ein natürlicher Vorgang. Bereits ab dem zwanzigsten Lebensjahr lassen sich die ersten abnutzenden Veränderungen am Meniskus nachweisen. Entnimmt man einem Patienten aus therapeutischen Gründen bei einer Kniegelenksspiegelung einen kleinen Teil seines Meniskus und untersucht diesen unter dem Mikroskop, so wird man auch alterungsbedingte Veränderungen erkennen. Trotzdem ist der Patient noch jugendlich und völlig gesund. Alterung und Verschleiß gehören zu unserem Leben und sind im eigentlichen Sinne keine Krankheit. Das Kniegelenk eines 16jährigen sieht anders aus, als das eines 36jährigen und unterscheidet sich wiederum deutlich von dem eines Menschen, der das 60. Lebensjahr überschritten hat. Im Laufe des Lebens nimmt mit der Knorpeldicke auch die Fähigkeit des Kniegelenkes ab, unerwartete und extreme Belastungen auszugleichen. Andererseits ändert sich mit dem Alter auch unser Bewegungsverhalten. Ein Jugendlicher läuft, rennt und springt ganz anders als ein 50- oder 60jähriger. Wir werden »gesetzter«. Auch in diesem Alter kann ein dünner Knorpel sowohl im täglichen Leben als auch bei sportlichen Dauerbelastungen wie Langlauf oder Radfahren sehr gut seine Aufgaben erfüllen. Allerdings nimmt mit dem Alter die Zahl der Menschen zu, die wegen eines ausgeprägteren Gelenkverschleißes über Beschwerden klagen. Erst wenn die Abnutzung das altersgemäße Maß übersteigt und Schmerzen oder eine Bewegungseinschränkung verursacht, wird man von einer Arthrose sprechen. Doch selbst wenn eine Arthrose diagnostiziert wurde, können die Beschwerden nach einiger Zeit der Schonung und einer unterstützenden Behandlung wieder verschwinden: Die Arthrose ist aus dem entzündeten in einen ruhenden Zustand übergegangen. Die Beschwerdefreiheit hält vielfach über Jahre oder sogar Jahrzehnte an. Der Gelenkverschleiß kann allerdings jederzeit erneut in eine entzündliche Form übergehen (aktivierte Arthrose). Das Gelenk ist dann der Beanspruchung nicht mehr gewachsen, die dünneren Knorpelschichten reiben aufeinander. Besonders ungünstig ist es, wenn der Knorpel soweit abgerieben ist, daß der Knochen an einer Stelle freiliegt. Die Bewegung wird dadurch schmerzhaft, die Gelenkinnenhaut produziert eine größere Menge an Gewebeflüssigkeit, die nur wenig gleitaktive Substanzen enthält. Es entsteht ein Gelenkerguß. Dieser drückt von innen auf die Gelenkkapsel und die Bänder und behindert die Bewegung. Die Patienten klagen neben Schmerzen über ein Spannungs- und Hitzegefühl. Manchmal ist es ihnen nicht möglich aufzutreten und nur wenige Schritte zu gehen (Abb. 7).

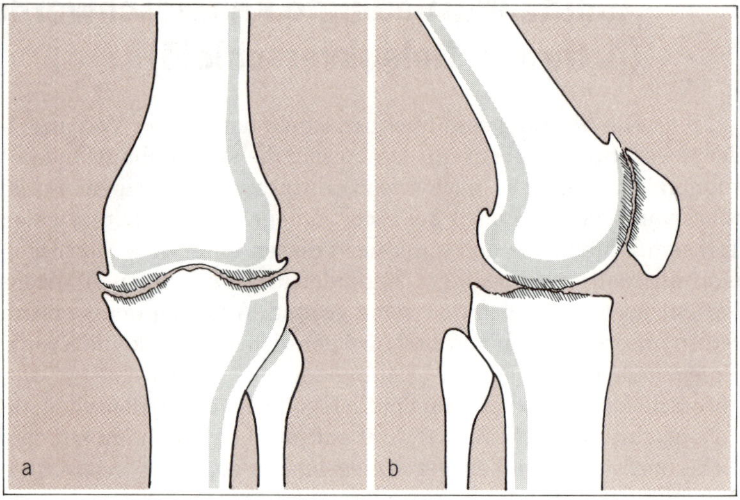

Abb. 7 Die Arthrose des Kniegelenkes.
a) Ansicht des Knies von vorn (wie man es im Röntgenbild sieht): Der Gelenkspalt ist verschmälert, der Knochen verplumt.
b) Ansicht von der Seite: Die Abnutzung betrifft auch das Oberschenkelrollen-Kniescheibenrückflächengelenk.

Sie haben im Kapitel über die Anatomie bereits gelesen, daß das Knie aus zwei Gelenkanteilen besteht. Im aufrechten Stand zu ebener Erde beanspruchen wir vor allem das Gelenk zwischen Oberschenkelrolle und Schienbeinkopf. Unser Gewicht wird senkrecht auf den Unterschenkel übertragen. Gehen wir eine Treppe hoch oder beugen wir das Kniegelenk, so gewinnt der zweite Gelenkanteil, das Kniescheibenrückflächen-Oberschenkelrollen-Gelenk an Bedeutung (s. S. 26). Auch dieser Gelenkanteil kann von einer Arthrose betroffen werden. Die Abnutzung der Kniescheibenrückfläche macht sich vor allem dann bemerkbar, wenn wir in die Hocke gehen, bergauf oder bergab laufen oder lange mit angezogenen Beinen sitzen.

Sie haben vielleicht schon einmal das typische Bild eines Menschen gesehen, der unter einer solche Arthrose leidet: Stellen Sie sich vor, Sie sitzen in einem Kaffee, am Nebentisch sind drei ältere Damen über eine längere Zeit in ein anregendes Gespräch verwickelt. Eine der Damen verabschiedet sich, steht auf und in dem Moment, in dem sie sich auf die Beine stellt, zögert sie mit dem Aufrichten. Ihr Gesicht zeigt, daß sie unter Schmerzen leidet. Sie braucht einige Schritte, bis sie ihre Knie strecken kann. Sie geht langsam, erst nachdem sie sich den Mantel angezogen hat, verbessert sich das Gangbild und als sie die Tür verläßt, ist kaum noch eine Beeinträchtigung zu erkennen. Was war passiert?

Während des längeren Sitzens war die Kniescheibe an die Oberschenkelrolle gepreßt worden, die Dame hatte das Bein nicht bewegt, ihrem Knie fehlte die »nötige Schmierung«. Als sie aufstand, rieben die abgenutzten Gelenkflächen gegeneinander, erst nach einigen Schritten wurden die Gelenkflächen erneut mit der Gleitflüssigkeit überzogen. Dabei war die Arthrose dieser Dame gar nicht so schwerwiegend, denn ihr Gangbild normalisierte sich bereits nach kurzer Zeit. Bei den Herren der Schöpfung sind natürlich die Probleme dieselben.

Welche Faktoren begünstigen die Entstehung der Kniearthrose?

Neben der normalen Alterung begünstigen auch andere Einflüsse die Entstehung des Gelenkverschleißes. In erster Linie sind Unfallereignisse, eine extreme und übermäßige Belastung und eine Veränderung in der Zusammensetzung in der Gelenkflüssigkeit zu nennen. Im Laufe der Jahrzehnte wird unser Kniegelenk vielfältigen Beanspruchungen ausgesetzt. Dabei kommt es vor, daß wir mit dem Fuß ausgleiten, uns das Knie verdrehen, den Unterschenkel prellen oder durch einen Sturz hart und ungefedert aufkommen. Bei diesen kleinen Unfällen wird der Knorpel gedrückt und kann im Laufe der Zeit eine Beeinträchtigung erfahren. Ist der Knorpel ansonsten gesund, so wird er meistens in der Lage sein, diese Miniaturunfälle zu kompensieren. Anders ist die Situation, wenn die einwirkende Gewalt zu einem Bruch des Schienbeinkopfes oder der Oberschenkelrolle führt und die Bruchlinie das Gelenk kreuzt. In diesem Fall tritt eine Verwerfung der Gelenkfläche auf, die die Gelenkmechanik beeinträchtigen kann. Läßt sich mit einer operativen oder konservativen Behandlung keine optimale Wiederherstellung der Gelenkflächen erreichen, dann besteht die Gefahr einer Fehlstellung und einer aus ihr entstehenden vorzeitigen Arthrose. Selbst wenn nur eine minimale Stufe von zwei oder drei Millimetern im Schienbeinkopf bestehen bleibt, wird diese Unebenheit bei jedem Schritt gegen die Oberschenkelrolle schaben und mit der Zeit den Knorpel immer weiter abschleifen.

Die optimale Wiederherstellung der Gelenkflächen nach einem Bruch ist die beste Vorbeugung der unfallbedingten Arthrose.

Auch wenn eine knöcherne Verletzung in Fehlstellung verheilt ist, können Korrekturoperationen eine Verbesserung der Statik erreichen. Ein Beispiel ist ein Schienbeinkopfbruch, der zu einer X- oder O-Fehlstellung des Knies geführt hat. Durch eine Operation läßt sich der eingesunkene Gelenkanteil anheben. Zur Stabilisierung werden Schrauben und eine Metallplatte benutzt, um dem Gelenk bis zur völligen Ausheilung eine Unterstützung zu geben und eine erneute Achsenabweichung zu verhindern.

Sie kennen wahrscheinlich Erwachsene, die seit ihrer Kindheit ein O- oder X-Bein haben. Wenn Sie sich das Gelenk eines Menschen mit einer stärkeren O-Verbiegung vorstellen, dann erkennen Sie, daß der innere Anteil des Gelenkes stärker als der äußere belastet wird (Abb. 8). Mit der Zeit nutzt sich der Knorpel an der Innenseite rascher ab.

Auch im Kniescheibenrückflächen-Oberschenkelrollen-Gelenk können Fehlbelastungen entstehen. Auf Röntgenaufnahmen sieht man nicht selten Kniescheiben, die asymmetrisch ausgebildet sind und bei denen nur eine seitliche Fläche Kontakt mit der Oberschenkelrolle bekommt, während die andere Hälfte stark unterentwickelt ist. Hierdurch wird ein vorzeitiger Verschleiß begünstigt. Brüche des Oberschenkelschaftes oder des Schienbeins, die nicht achsengerecht verheilt sind, stören ebenfalls den normalen Bewegungsablauf und überlasten einzelne Gelenkanteile. Man sieht diese Fehlstellungen als Vorstufen der Arthrose an *(Präarthrose)*.

Neben konstitutionellen Faktoren spielt die Arbeit bei der Entstehung der Gelenkabnutzung eine Rolle. Menschen, die über Jahrzehnte körperlich schwere Arbeiten im Hocken und Knien ausführen, haben ein größeres Risiko von einer Arthrose betroffen zu werden. Allerdings läßt sich aus diesem statistischen Zusammenhang kein Hinweis auf die individuelle Gefährdung ableiten, denn es gibt Menschen, die eine sehr schwere Arbeit verrichten und selbst nach vielen Jahrzehnten keine Arthrose zeigen. Andererseits wird man Personen, die relativ frühzeitig, das heißt bereits um das 30. Lebensjahr, Hinweise für einen Gelenkverschleiß bieten, eine Umschulung in einen weniger anstrengenden Beruf empfehlen.

Auf die Bedeutung des Sports habe ich bereits mehrfach hingewiesen. Bei einer der beliebtesten Sportarten, dem Fußball, ist das Knie besonders großen Kräften ausgesetzt. Es ist nicht erstaunlich, daß professionell spielende Fußballer nach einigen Jahren Knieschäden aufweisen. Stehen am Anfang nur Verletzungen des Meniskus, die sie zu einer Spielpause zwingen, so läßt sich nach Jahren ein zunehmender Verschleiß des Kniegelenkes feststellen. Die Entstehung der Arthrose wird durch die

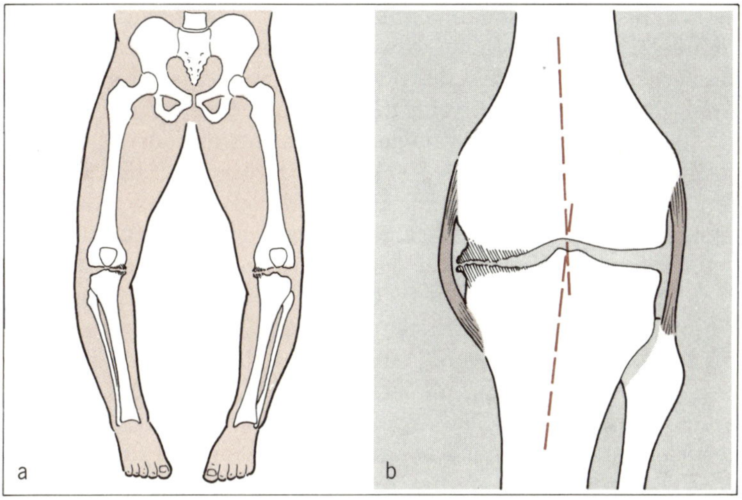

Abb. 8 Ausgeprägte O-Beine begünstigen die Entstehung einer Arthrose des inneren Gelenkspalts.

operative Entfernung des oder der Menisken begünstigt. Viele Arthrosen älterer Patienten gehen auf diese Form der sportlichen Überbelastung zurück und nahmen mit der Meniskusentfernung ihren Anfang. Besonders ungünstig erwies sich das früher übliche radikale Operationsverfahren. Die Medizin erkannte noch bis in die 70er Jahre nicht vollständig die große Bedeutung des Meniskus als Platzhalter, Puffer und innere Bremse des Knies. Man hielt es mit dem Meniskus wie mit einem Blinddarm. Wenn er schmerzte und eine Verletzung aufwies, wurde er komplett herausgenommen. Diese Operationstechnik beugte einem Zweiteingriff vor, denn hätte der Operateur den nicht verletzten Teil des Meniskus stehengelassen, dann hätte dieser Rest zu einem späteren Zeitpunkt ebenfalls einreißen können. Der Arzt hätte sich den Vorwurf gefallen lassen müssen, den Eingriff nicht vollständig durchgeführt zu haben. Mit der Einführung der schonenden Arthroskopie fiel dieses Argument weg. Die Folgen des radikalen Eingriffes waren für das Gelenk mehr als ungünstig. Die Auflagefläche der Oberschenkelrollen auf den Schienbeinkopf wurde vermindert, die Reibung erhöht. Die ganze Wucht des Oberschenkels konnte ungeschützt auf den Schienbeinkopf einwirken und hier im Laufe der Zeit den Knorpel schädigen. Die neuen Operationstechniken tragen der Bedeutung des Meniskus Rechnung. Nach Vorliegen neuerer Forschungsergebnisse ging man dazu über, nur den verletzten inneren Teil des Meniskus zu entfernen und den intakten randständigen Teil zu belassen.

Im Zusammenhang mit dem Sport entsteht das Gros der Bandverletzungen. Reißt das Innen- bzw. Außenband oder eines der beiden Kreuzbänder, dann entsteht eine mehr oder minder schwere Instabilität des Kniegelenkes. Die Schwerkräfte werden größer, und die Gelenkführung verliert an Sicherheit. Die auf das Gelenk einwirkenden Kräfte können sich noch stärker als nach der Meniskusentfernung auf den Knorpel auswirken. Während man früher eine konservative Behandlung der Kniebandverletzungen mit einer mehrwöchigen Gipsruhigstellung für ausreichend hielt, tendiert man heute zu einer operativen Rekonstruktion der Bänder. Mit dem Eingriff wird die exakte Gelenkführung wiederhergestellt und die Wahrscheinlichkeit der Entstehung einer Arthrose vermindert (s. S. 79f.). Bereits angesprochen wurde ein weiterer Einflußfaktor der Gelenkabnutzung, die veränderte Zusammensetzung der Gelenkflüssigkeit. Es ist ohne weiteres einleuchtend, daß eine gute Gelenkfunktion von einer möglichst geringen inneren Reibung abhängt. Ist die normale Produktion der Gleitflüssigkeit durch rheumatische Erkrankungen oder wiederholte Gelenkergüsse beeinträchtigt, dann wird die Ernährung des Knorpels gefährdet und dem Gelenkverschleiß ein Weg gebahnt.

Lassen sich alle bisher erwähnten Einflüsse in gewisser Weise durch eigenes Verhalten oder medizinische Maßnahmen beeinflussen, so gilt dies nicht für unsere Erbanlage. In manchen Familien tritt die Arthrose gehäuft auf. Ich kenne Familien, in denen neben den 45jährigen Eltern auch bereits die Kinder, die knapp das 20. Lebensjahr überschritten haben, an einer schweren Arthrose leiden. Glücklicherweise ist der jugendliche Gelenkverschleiß selten. Doch auch die Arthrosen des höheren Alters scheinen einen genetischen Anteil zu haben, den wir bis heute noch nicht näher bestimmen können. Therapeutische Konsequenzen ergeben sich daraus nicht. Allerdings sollten Personen, deren Eltern und Geschwister an einer schweren Arthrose leiden, besonders sorgsam und vorsichtig mit ihren Gelenken umgehen und arthrosefördernde oder unfallträchtige Sportarten meiden.

Die Behandlung der Arthrose

Da die Arthrose auf Alterungsvorgängen beruht und der Knorpel sich nicht regenerieren kann, ist eine Heilung der Arthrose nicht möglich. Das wichtigste Ziel bei der Behandlung der Arthrose ist ihre »Beruhigung«. Die aktivierte, schmerzhafte Arthrose soll in die ruhende, symptomarme Form überführt werden.

Konservative Behandlung

Ruhe und Entlastung

Menschen mit einer Arthrose des Kniegelenkes berichten, daß sie vor allem Schmerzen beim Aufstehen und nach längerem Laufen haben. Eine kurze bis mittlere Strecke können sie gut zurücklegen. Diese alltägliche Erfahrung macht sich die Medizin bei der Behandlung zunutze. Die Arthrose soll durch die Entlastung »zur Ruhe gebracht« werden. Zumeist wird die aktivierte Form durch eine Überbelastung entstanden sein: Aus diesem Grunde sollte das von der Arthrose betroffene Gelenk für kurze Zeit geschont werden. Die Ruhe lindert den Schmerz, die Entzündung geht zurück. Am einfachsten ist es, die Beine hochzulegen, so wenig wie möglich zu laufen, nicht zu knien oder in die Hocke zu gehen und beim Gehen einen Fritzstock zu benutzen. Nehmen Sie den Gehstock in die Hand, die dem kranken Gelenk gegenüberliegt. Man hat errechnet, daß die Benutzung eines Stockes das arthrotische Gelenk um etwa ein Drittel entlastet. Wikkeln Sie sich das schmerzende Knie mit einer elastischen Binde. Dadurch wird das Knie gestützt, maximale Bewegungen werden ausgeschaltet.

Auf das Körpergewicht achten

Bei der Kniegelenksarthrose kann das Übergewicht eine bedeutende Rolle spielen. Wenn Sie normalgewichtig sind, brauchen Sie diesen Abschnitt nicht mehr weiterzulesen. Die Abschätzung des Normalgewichts ist einfach: Ziehen Sie von Ihrer Körpergröße die Ziffer 100 ab, und Sie erhalten das anzustrebende Gewicht in Kilogramm. Wiegen Sie nur 10 kg mehr, dann beanspruchen Sie Ihre Knie Schritt für Schritt mit dieser unnötigen Last. Beim Treppensteigen vervielfachen sich die 10 kg durch die Hebelwirkung, die auf die Kniescheibe wirkt. Der Ratschlag abzunehmen ist viel leichter gegeben als in die Tat umgesetzt. Trotzdem sollten Sie nicht aufgeben und an Ihr Gewicht denken. Sie können mit Ihrem Hausarzt besprechen wie Sie die Gewichtsreduktion am besten in Angriff nehmen. Gute Erfolge haben Selbsthilfegruppen in denen Sie gemeinsam über Ernährung, Speisepläne und körperlichen Ausgleich sprechen können. Das Sprichwort »Geteiltes Leid ist halbes Leid« trifft auch für Menschen mit Übergewicht zu.

Kälte

Die aktivierte Arthrose ist sehr schmerzhaft. Das Gelenk ist rot, heiß und geschwollen. Sie wissen wie angenehm es ist, bei Fieber einen kühlen Waschlappen auf die Stirn gelegt zu bekommen oder die Entzündung mit einem kalten Umschlag zu behandeln. Bei der Anwendung der Kälte am Kniegelenk macht man sich diese Erfahrung zunutze. Der Schmerz erzwingt ohnehin Ruhe. Legen Sie ihr Bein hoch und machen Sie Umschläge mit kaltem Wasser, dem Sie in einer Schüssel Eisstückchen zugegeben haben. Alkohol-Wasser-Gemische lindern die Schmerzen ebenfalls wirkungsvoll (s. S. 46). Die Flüssigkeit gibt Verdunstungskälte ab, die zur Beruhigung des Gelenkes beiträgt. Es empfiehlt sich, diese Behandlung für 20 Minuten bis eine halbe Stunde drei- bis fünfmal über den Tag verteilt zu machen.

Eine Mittelstellung zwischen physikalischer Kältetherapie und medikamentöser Behandlung nehmen Abreibungen mit Essenzen, zum Beispiel Latschenkiefer-Extrakten oder Franzbranntwein ein. Das gleiche gilt für kühlende Heparin-Salbe oder Gels, die Sie rezeptfrei kaufen können. Fragen Sie in der Apotheke ruhig nach dem billigsten Präparat. Es gibt erhebliche Preisunterschiede bei gleicher Qualität.

Achten Sie bei den Kälteanwendungen darauf, daß die Haut nicht unterkühlt wird und keine Kälteallergie eintritt, die sich an einer intensiven Hautrötung und einer Schmerzverstärkung zeigt.

Bei der arteriellen Durchblutungsstörung, viralen und bakteriellen Infekten, Erkältungen oder Fieber sollten Sie auf kalte Umschläge wegen möglicher Nebenwirkungen verzichten.

Salben und Packungen

Sind die Schmerzen bereits etwas abgeklungen, so können Sie mit Packungen eine weitere Linderung erzielen. In der Apotheke werden Pasten angeboten, die entzündungshemmende und reizmindernde Bestandteile enthalten (s. S. 46). Sie sollten sie kalt auf das Kniegelenk auftragen.

Pressen Sie aus der Tube eine etwa handtellergroße, 0,5 cm dicke Menge heraus. Diese verteilen Sie auf die schmerzenden Stellen des Kniegelenkes. Decken Sie die Salbe mit einem Papiertaschentuch ab und wickeln Sie das Knie mit einer elastischen Binde. Der Verband kann über Nacht bleiben. Wenn Sie längere Strecken am Tag zurücklegen müssen, ist es sinnvoller, das Kniegelenk mit einem entzündungshemmenden Heparin-Gel einzureiben. Das Gel zieht innerhalb kurzer Zeit in die Haut ein.

Gute Erfahrungen habe ich mit »schwarzer Salbe« gemacht (Ichtholan spezial), die ich großflächig auf das Kniegelenk aufbringe und zusätzlich mit einem stabilisierenden Tape-Verband (s. S. 77) versehe. Die Schmerzen werden günstig beeinflußt, die Schwellung geht zurück. Ein solcher Verband sollte nicht länger als zwei Tage verbleiben, da die Haut leicht gereizt wird.

Abschließend möchte ich noch auf zwei Hausmittel hinweisen, die von manchen Patienten mit Erfolg angewandt werden: Es handelt sich um Heilerde und Quark. Heilerde können Sie in der Apotheke erhalten, sie wird kalt angerührt und auf dem Gelenk verteilt. Da der Lehm leicht bröcklig wird und die Umgebung verschmutzt, muß das Gelenk mit einem Handtuch oder mit einer elastischen Binde abgedeckt werden. In gleicher Weise wird der Magerquark angewandt. Da diese Hausmittel bei der aktivierten Arthrose vor allem durch die Kälte wirken, sollten Sie die Packungen entfernen, wenn die Substanzen die Körperwärme aufgenommen haben.

Punktion

Die aktivierte Arthrose geht häufig mit einem Gelenkerguß einher. Besteht die Flüssigkeitsansammlung über einen längeren Zeitraum, so kann sich die Kapsel ausweiten. Darüber hinaus wird der Knorpel durch enzymatische Bestandteile der Flüssigkeit geschädigt. Bleibt die Schwellung trotz Kälteanwendung, Umschlägen, entzündungshemmenden Medikamenten und einer elastischen Wicklung bestehen, so empfiehlt es sich, die Flüssigkeit mit einer Spritze abzuziehen. In der medizinischen Fachsprache spricht man von »punktieren«. Durch die Entfernung der Flüssigkeit wird die Gelenkkapsel entlastet, der Schmerz läßt sofort nach. Die eiweißspaltenden und knorpelschädigenden chemischen Substanzen und Enzyme werden aus dem Gelenk entfernt. Der Arzt kann aus der Farbe und Beschaffenheit des Gelenkergusses Rückschlüsse auf die Ursache der Schwellung ziehen. Mikroskopische und biochemische Untersuchungen erhöhen den diagnostischen Wert der Punktion. Mit ihrer Hilfe lassen sich verschiedene rheumatische Erkrankungen differenzieren und Hinweise für

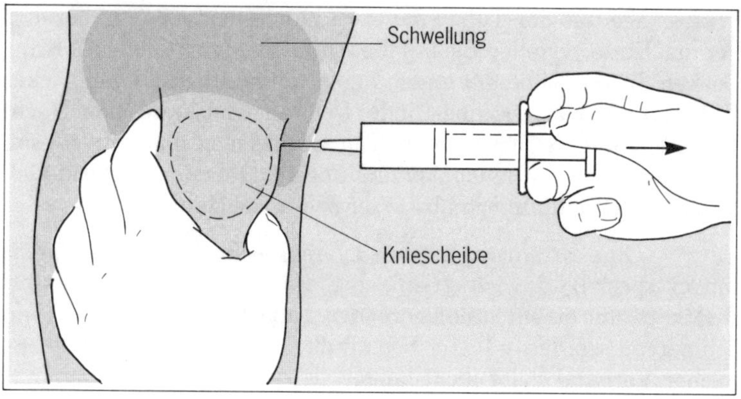

Abb. 9 Der Erguß wird mit einer Spritze aus dem Gelenk abgezogen (Punktion).

die Therapie gewinnen *(Synoviaanalyse)*. Fördert die Punktion einen blutigen Erguß, so besteht der Verdacht auf eine schwerwiegende Verletzung, zum Beispiel einen Riß des vorderen Kreuzbandes. Es ist ohne weiteres einleuchtend, daß die Behandlung einer rheumatischen Entzündung, der mechanischen Arthrose oder einer Kapselbandverletzung ganz unterschiedlich ist. Unnötige Fehlbehandlungen, die zu einer Chronifizierung des Leidens führen, lassen sich durch eine Punktion vermeiden.

Schlägt Ihnen der Arzt eine Punktion als therapeutische Maßnahme vor (Abb. 9), so sollten Sie zustimmen. Die meisten Ärzte geben vor der Punktion eine kleine lokale Betäubung. Diese bereitet dann kaum noch Schmerzen. Bei sorgfältiger Desinfektion und der Anwendung von Einmal-Nadeln ist das Risiko, daß Keime in das Gelenk verschleppt werden, außerordentlich gering. Falls erforderlich, kann durch die gleiche Nadel auch ein entzündungshemmendes Medikament in das Gelenk gespritzt werden (siehe S. 61).

Elektrotherapie und Ultraschall

Reizstrom- und Ultraschalltherapie können schmerzhafte Arthrosen günstig beeinflussen.

Die Arthrose wird mit unterschiedlichen Reizströmen behandelt. Bei der Interferenzstromtherapie nach Nemec wird ein Feld aus mittelfrequenten Strömen aufgebaut, mit dem eine schmerzlindernde, durchblu-

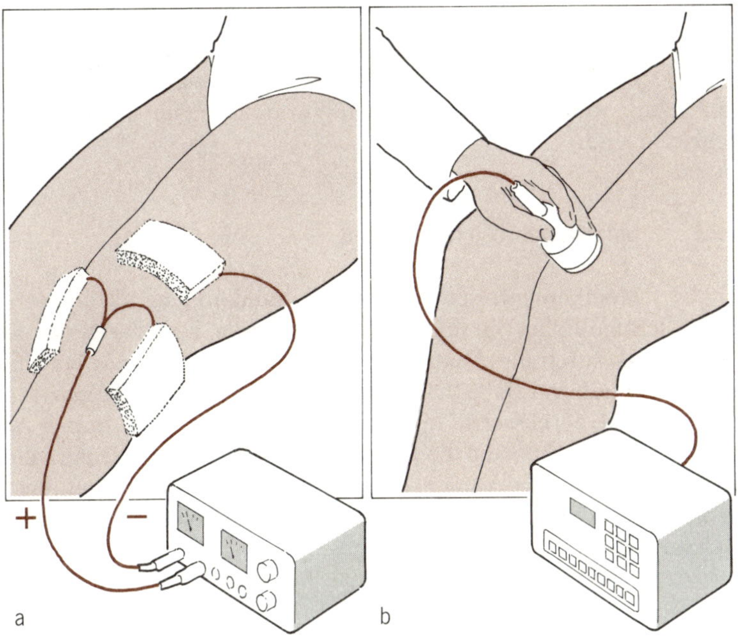

a b

Abb. 10 a) Mit der Iontophorese können Medikamente in das Unterhautgewebe eingebracht werden.
b) Die Ultraschalltherapie regt den Stoffwechsel an.

tungsfördernde und abschwellende Wirkung erreicht wird. Die *Iontophorese* ist eine Sonderform der Gleichstrombehandlung mit der Salben und Lösungen in das Unterhautgewebe eingebracht werden können (Abb. 10a). Die schmerzlindernden und abschwellenden Effekte des Gleichstroms addieren sich mit denen der Medikamente. Beide Verfahren sind gut wirksam, unkompliziert in der Anwendung und praktisch nebenwirkungsfrei. Um eine ausreichende Besserung zu erzielen, ist eine Behandlungsserie von mindestens sechs Anwendungen, verteilt auf zwei bis drei Sitzungen pro Woche, durchzuführen.

Die Ultraschalltherapie führt zu einer Mikromassage in den oberflächlichen und tieferen Gewebsschichten, sie erhöht die Durchlässigkeit der Gewebe und wirkt dadurch in niedriger Dosierung abschwellend und entzündungshemmend (Abb. 10b). Wird die Dosis erhöht, so erzeugt der Ultraschall Wärme. Ultraschall und Reizstrom regen den Stoffwechsel an, verbessern die Durchblutung und normalisieren den Abtransport der verbrauchten Stoffe. Die Regeneration wird gefördert, der Schmerz gelindert.

Da es sich um nebenwirkungsarme und leicht anwendbare Behandlungsverfahren handelt, sollten sie vor eingreifenden Therapien (Spritzen, Gelenkspiegelung, Operation) zur Anwendung kommen. Das gilt natürlich nur dann, wenn die arthrotischen Veränderungen nicht zu weit fortgeschritten sind.

Medikamentöse Behandlung

Medikamente spielen in der Behandlung der aktivierten Arthrose eine wichtige Rolle. Sie lindern die Schmerzen, reduzieren den Erguß und helfen, das durch die Abnutzung entzündete Gelenk »zu beruhigen«. Die Beweglichkeit und Belastbarkeit nimmt zu. Andere Substanzen sollen den Stoffwechsel verbessern. In den Massenmedien wird immer wieder für Präparate geworben, die die Arthrose verhindern oder heilen sollen. Leider halten alle diese Medikamente nicht das, was sie versprechen. Im folgenden erhalten Sie einen kleinen Einblick in die wesentlichen, zur Arthrose-Behandlung eingesetzten Stoffgruppen.

Antirheumatika

Die Antirheumatika haben eine entzündungshemmende Wirkung. Schmerzen und Schwellungen gehen nach der Einnahme zurück, die Funktion des Gelenkes wird besser. Diese Stoffgruppe, zu der solche Präparate wie Diclophenac und Indometacin gehören, besitzt eine ähnliche Wirkungsweise wie das Aspirin (Acetylsalizylsäure, ASS). Die Medikamente haben eine Wirkungsdauer von einigen Stunden bis Tagen. Sie können die Beschwerden wesentlich lindern und vielfach ganz zum Verschwinden bringen. Da sie die Arthrose nicht heilen und Nebenwirkungen auftreten können, sollten sie möglichst nicht auf Dauer eingenommen werden. Gegen eine gezielte Verordnung bestehen keine Einwände. Bei der aktivierten Arthrose des Kniegelenkes ist die Behandlung mit Antirheumatika oftmals unumgänglich. Dem Patienten fällt nach der Einnahme das Gehen leichter, er kann wieder »am normalen Leben« teilnehmen, einen Einkauf erledigen, Bekannte besuchen oder in ein Konzert gehen. Ich empfehle den Patienten, die an einer ausgeprägten Arthrose des Kniegelenkes mit wiederkehrenden Schmerzzuständen leiden, etwa ein bis zwei Stunden vor einer stärkeren Beanspruchung, zum Beispiel einem Spaziergang, einer Gartenarbeit oder einem Theaterbesuch 50 mg Diclophenac oder ein gleichwertiges Präparat einzunehmen. Damit ist der Patient für einen halben bis einen Tag weitgehend beschwerdefrei.

Der Nachteil der antirheumatischen Medikamente besteht in ihrer ungünstigen Wirkung auf den Magen. Bei etwa 5 bis 10% aller Menschen entstehen Reizungen der Magenschleimhaut, und in Extremfällen, bei besonderer Veranlagung oder Einnahme einer höheren Dosis über einen längeren Zeitraum, kann ein Magen- bzw. Zwölffingerdarmgeschwür auftreten. Selten sind allergische Nebenwirkungen, die Niere, Leber oder Blutbild betreffen. Sofern Sie unter Magenbeschwerden leiden oder einen dunklen Stuhl bemerken, der auf eine Blutung im Magen-Darm-Kanal hinweist, sind die Antirheumatika sofort abzusetzen. Ob eine medikamentöse Behandlung mit antirheumatischen Medikamenten bei Ihnen angezeigt ist, sollten Sie mit Ihrem Arzt besprechen.

Präparate zur Beeinflussung des Knorpel- und Gelenkstoffwechsels

Im Kapitel über den Reizzustand der Kniescheibenrückfläche, der Chondropathie habe ich die Wirkungsweise dieser Medikament dargestellt. Sie sollen den Gelenkstoffwechsel verbessern und können auch bei der Arthrose eingesetzt werden. Hierzu gehören neben der Gelantine, homöopathische Zubereitungen, Aminosäuren bzw. Aminosäurengemische und Knorpel-Knochenextrakte. Nach ihrer Einnahme berichten Patienten oftmals von einem Rückgang der Beschwerden. Näheres können Sie auf den Seiten 46–47 nachlesen.

Kortison

Bleiben die Schmerzen bei der aktivierten Arthrose trotz Schonung und einer physikalischen und medikamentösen Therapie bestehen, dann kann die Injektion eines Kortisonpräparates direkt in das Gelenk angezeigt sein. Besteht eine Schwellung, so wird zuerst der Erguß punktiert. Danach gibt der Arzt 10 bis 50 Milligramm Prednisolon oder eines Äquivalents in das Gelenk. Gerade die aktivierte Arthrose reagiert außerordentlich rasch auf die Spritze. Innerhalb von Stunden gehen die Schmerzen zurück, die Schwellung läßt nach. Der Patient wird oft für einen sehr langen Zeitraum beschwerdefrei. Bei begrenztem Einsatz, das heißt ein- bis dreimaliger Anwendung, sind keine kortisonspezifischen Nebenwirkungen auf den Gesamtorganismus zu befürchten. Der Nutzen der Spritze muß gegen die Möglichkeit einer Gelenkinfektion (s. S. 47) und anderer, sehr seltener Gelenkveränderungen (Osteonekrose) abgewogen werden. Leider ist in der Öffentlichkeit zu wenig bekannt, daß das Kortison seine unerwünschten Wirkungen wie Mondgesicht, Hautstreifen, Gewichtszunahme,

Osteoporose und Wassereinlagerung nur entfaltet, wenn dieses Medikament über einen längeren Zeitraum angewandt wird. Eine regelmäßige Verabreichung von Kortisonpräparaten in das Kniegelenk ist abzulehnen, da sonst mit den oben beschriebenen Nebenwirkungen gerechnet werden muß.

Röntgenreizbestrahlung

Älteren Patienten, die an einer schmerzhaften Arthrose leiden, kann die Röntgenreiz- oder Entzündungsbestrahlung empfohlen werden. Das abgenutzte und schmerzhafte Gelenk wird einer Röntgenbestrahlung ausgesetzt. Die Dosis ist höher als die einer Röntgenaufnahme, jedoch weitaus niedriger als bei der Strahlentherapie einer bösartigen Erkrankung. Die Gesamtdosis wird auf sechs bis zehn Bestrahlungen verteilt und kann nach einem längeren Zeitraum wiederholt werden. Mit der Bestrahlung werden die, die Entzündung vermittelnden Zellen zum Teil zerstört, die Schmerzen nehmen ab und der Gewebestoffwechsel normalisiert sich. Viele Patienten empfinden nach dieser Behandlung eine langfristige Linderung.

Da die Möglichkeit besteht, daß die therapeutische Röntgenbestrahlung auch Keimzellen schädigt, sollten Personen, bei denen ein Kinderwunsch besteht, von dieser Therapie ausgenommen werden. Im allgemeinen wird man nur in Ausnahmefällen Patienten unter dem 50. Lebensjahr mit dieser Methode behandeln.

Operative Behandlung

Arthroskopie – Gelenkspiegelung

Hat die konservative Therapie nach längerer Anwendung keine Besserung gebracht und wird der Patient weiterhin von Schmerzen und einer Funktionseinschränkung gequält, dann kann eine Kniegelenkspiegelung erwogen werden. Der Operateur führt eine kleine Sonde in das Gelenk ein und kann sich mit seinen eigenen Augen ein Bild von der Situation machen. Er ist in der Lage Gelenkunebenheiten durch das Arthroskop zu glätten (s. S. 36). Er kann abgestoßene Knorpel-Knochenfragmente (freie Körper) und eine, durch den dauernden arthrotischen Reiz verdickte Gelenkinnenhaut entfernen. Die Kniegelenkspiegelung erleichtert die Entscheidung, ob ein weiterer großer Gelenkeingriff durchgeführt werden soll: Stellt der Orthopäde oder Chirurg fest, daß nur der innere oder äußere Anteil des Kniegelenkes von einer ausgeprägten Arthrose betroffen ist,

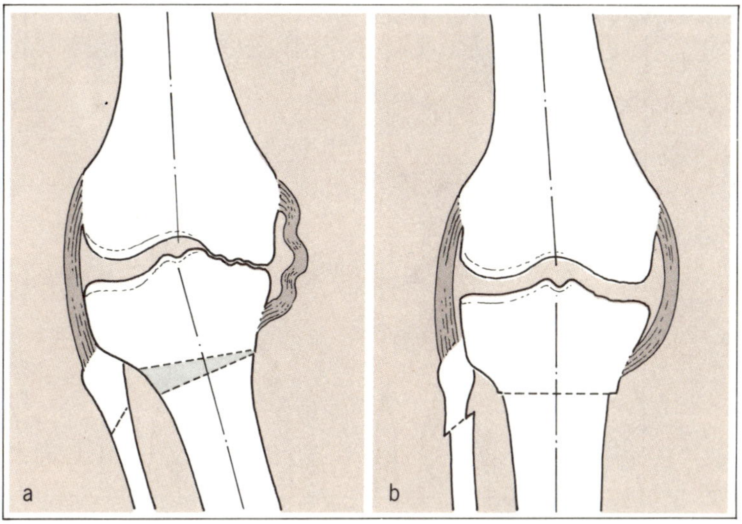

Abb. 11 a) Bei einem O-Bein wird der innere Gelenkspalt übermäßig belastet.
b) Nach operativer Begradigung (Osteotomie mit Entnahme eines Keils) kommt es zu einer Normalisierung der Gelenkbelastung.

dann bestehen gute Möglichkeiten, die Funktion des Gelenkes durch einen Knocheneingriff zu verbessern.

Gelenkerhaltende Operationen

Die Umstellungsoperation (Osteotomie)

Betrifft die Arthrose nur den inneren oder äußeren Anteil des Kniegelenkes, so kann mit einem, als Umstellungsoperation bezeichneten Eingriff versucht werden, die einwirkenden Kräfte besser zu verteilen. Der gesunde, nicht- oder nur wenig abgenutzte Knorpel soll mehr Gewicht übernehmen, während der arthrotische Gelenkanteil entlastet wird. Häufig liegt der asymetrischen Arthrose ein X- oder O-Bein zugrunde. Diese Fehlstellung beansprucht stärker das äußere, beziehungsweise innere Kniegelenk und führt dort zu einem höheren Abrieb. Das Prinzip der Umstellungsoperation besteht darin, den Schienbeinkopf oder den Oberschenkel gelenknah zu durchtrennen. Nun wird auf der weniger abgenutzten Seite ein Keil entnommen und der Knochen mit Nägeln, Schrauben oder einer Platte stabilisiert. Wie Sie auf der Abbildung deutlich erkennen können, übernimmt der gesunde Gelenkanteil nun einen größeren Teil des Körpergewichts (Abb. 11).

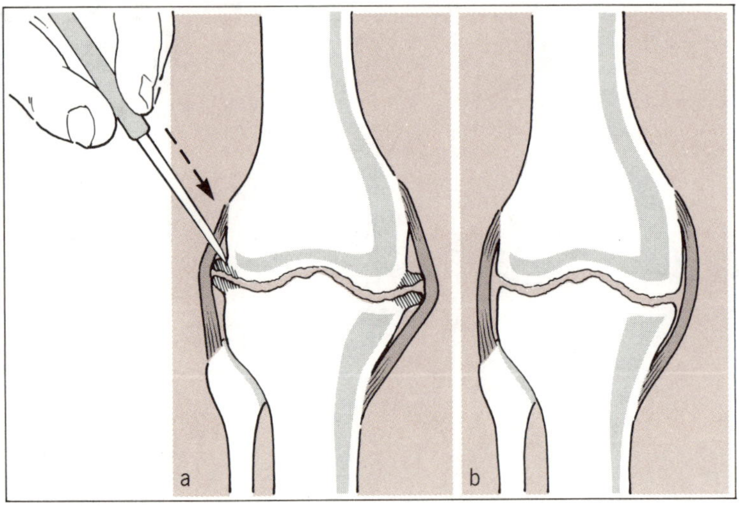

Abb. 12 a) Schwere Kniearthrose: Die Knochenauswüchse reizen die Bänder und die Gelenkkapsel
b) Mit der Nettoyage werden die Gelenkflächen geglättet.

Nach Abschluß der Wundheilung wird das operierte Bein bis zur völligen Heilung der Knochenwunde mit Gehstützen entlastet oder in einem Gipsverband fixiert. Die nach der Operation und der Ruhigstellung auftretende Bewegungseinschränkung und die Muskelabmagerung werden durch eine intensive Krankengymnastik behandelt. Nach etwa 10 bis 14 Wochen ist der Patient wieder in der Lage frei zu laufen.

Die Glättung der Gelenkflächen (Nettoyage)

Bei der mittelgradigen und schweren Arthrose hat sich die große Gelenkeröffnung mit anschließender Glättung und Modellierung der Gelenkflächen (Nettoyage) bewährt. Zum Verständnis dieses Eingriffs muß man sich den Verlauf der Arthrose vergegenwärtigen: Der Gelenkverschleiß ist durch einen Anbau überschüssiger Knochensubstanz gekennzeichnet. Der Knochen versucht, den auf ihm lastenden Druck mit der Verbreiterung seiner Gelenkflächen besser zu verteilen. Dieser im Prinzip sinnvolle Mechanismus kann allerdings auf Dauer die Funktion des Gelenkes beeinträchtigen. Werden der Schienbeinkopf und die Oberschenkelrollen durch einen immer weiteren Anbau von Knochensubstanz breit und unförmig, dann drücken die Gelenkanbauten *(Exophyten)* auf die Gelenkkapsel und schränken die Beweglichkeit ein. Eine solche Verformung läßt sich gut mit einem modellierenden Eingriff behandeln, bei dem überschüssige Knochensubstanz entfernt und unebene Gelenkflächen geglättet werden (Nettoyage). Bereits kurz nach der Operation wird eine Bewegungsbehandlung eingeleitet, die eine Einsteifung verhindern soll. Die Erfolge dieses großen Eingriffes sind in aller Regel gut, aber man darf nicht erwarten, daß die Arthrose damit ausgeheilt werden kann. Die Operation ist in der Lage, die Funktion des Kniegelenkes über einen längeren Zeitraum zu verbessern (Abb. 12).

Künstlicher Gelenkersatz – Endoprothesen

Ist ein gelenkerhaltender Eingriff angesichts der fortgeschrittenen arthrotischen Zerstörung des Knies nicht mehr sinnvoll, dann sollte man sich bei älteren Menschen nicht scheuen, neue operative Techniken zu nutzen. In den letzten Jahrzehnten konnten bei der Entwicklung von Kunstgelenken große Fortschritte gemacht werden. Man kann im wesentlichen zwei Typen von Kunstgelenken (Endoprothesen) unterscheiden.

Gleitflächenersatz
Bei diesem Prothesentyp werden die obersten Knochenschichten des zu erneuernden Gelenkanteils entfernt und mit einem Gleitflächenersatz überzogen. In der Abb. 13a, S. 66, sehen Sie, wie die Oberschenkelrolle durch eine Kufe und der Schienbeinkopf durch ein Kunststofflager ersetzt wurden. Es ist möglich beide Oberschenkelrollen, den gesamten Schienbeinkopf und die Kniescheibenrückfläche auf diese Weise zu »überkronen«. Erfolg hat ein solcher Eingriff nur, wenn die Kreuz- und Seitenbänder stabil sind und dem Gelenk Halt geben.

Vollständiger künstlicher Gelenkersatz (Totalendoprothese)
Ist die Stabilität nicht mehr gewährleistet und die Arthrose weit fortgeschritten, dann muß an den Einbau einer scharniergesicherten Vollprothese gedacht werden. Hierbei werden größere Anteile der Knochen entfernt und eine Stielprothese in den Ober- und Unterschenkel eingeführt. Beide Teile des Kunstgelenkes sind durch ein Scharnier verbunden (Abb. 13b).

Patienten, die zuvor nicht mehr laufen oder nur kurze Gehstrecken unter starken Schmerzen zurücklegen konnten, erleben nach einem solchen Eingriff eine wesentliche Verbesserung ihrer Lebensqualität. Sie sind in der Lage, ihren Haushalt wieder allein zu versorgen und können so von einer Pflege unabhängig werden.

Der Einbau eines Kunstgelenkes bleibt im allgemeinen Menschen in höherem Lebensalter vorbehalten. Nur ausnahmsweise wird man

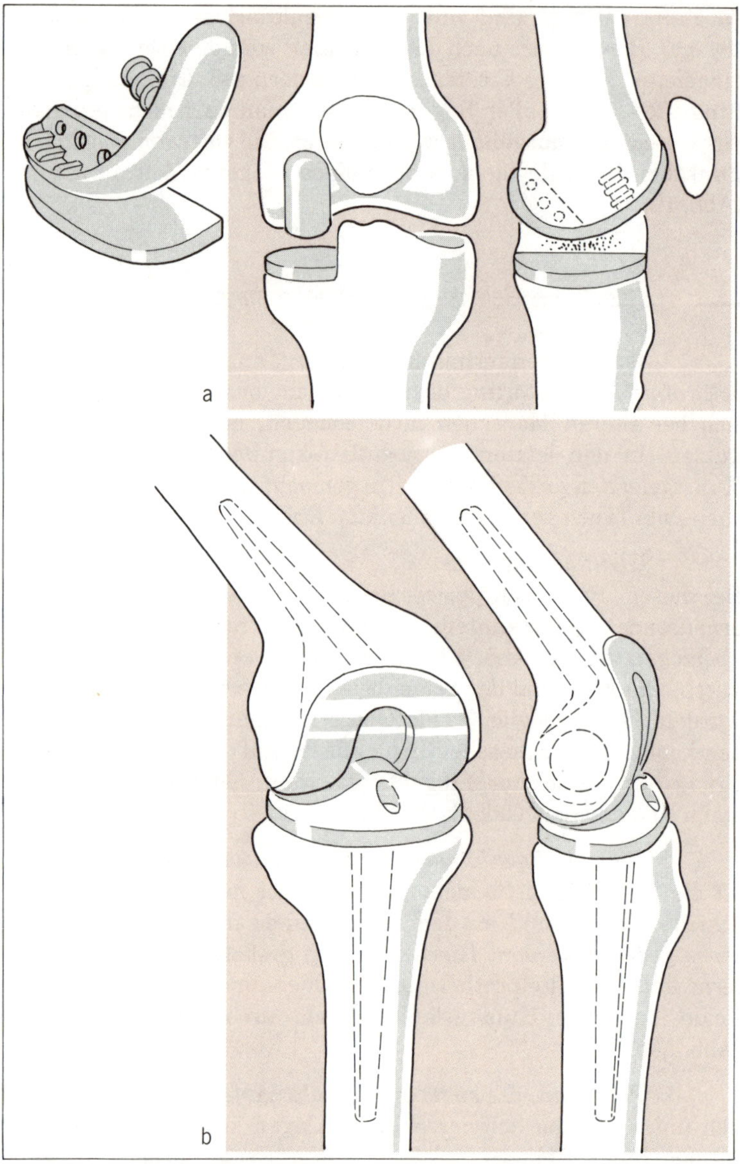

Abb. 13 a) Beim Gleitflächenersatz werden die abgenützten Gelenkflächen durch Metall- und Kunststoffteile »überkront«. Die abgebildete Schlittenprothese besteht aus einer Metallkufe, die auf einem Kunststoffplateau gleitet.

b) Die Vollprothese des Kniegelenks ersetzt die Oberschenkelrollen und den Schienbeinkopf. Sie gewinnt ihre Stabilität durch zwei Metallstücke, die mit dem Knochenzement verankert werden.

Patienten unter dem 60. Lebensjahr den Eingriff empfehlen. Das ist dann der Fall, wenn die Gelenkzerstörung weit fortgeschritten ist und die Beeinträchtigung der Lebensqualität so groß ist, daß die Risiken, die mit der Protheseneinpflanzung verbunden sind, in Kauf genommen werden, um die Lebensfreude zu erhalten. Besonders für Menschen mit einem schweren, zerstörerischen Rheuma kann das Kunstgelenk neue Perspektiven eröffnen.

Bei Jüngeren ist man mit dem Kniegelenksersatz besonders zurückhaltend, da ihr Bewegungsverhalten viel lebhafter als das der älteren, »gesetzten« Menschen ist. Abrupte und intensive Belastungen beanspruchen die Knieprothesen in weit höherem Maße, als das normale Gehen. Damit wächst die Gefahr einer Lockerung, die als wesentliche Komplikation der Endoprothese gelten muß.

Allgemeine Aussagen über die Haltbarkeit von Endoprothesen lassen sich kaum machen. Die Tragedauer hängt vom verwendeten Prothesentyp, der Verankerung (zementiert, zementfrei), der Festigkeit des Knochens und dem Bewegungsverhalten ab. Zwischen zementierten und zementfreien Prothesen bestehen wesentliche Unterschiede. Seit mehr als zwei Jahrzehnten werden Endoprothesen mit einem Kunststoffzement im Knochen verankert. Der Operateur bereitet ein Bett für die Prothese und kleidet das Lager mit dem formbaren Zement aus. Danach führt er die Prothese ein. Innerhalb weniger Minuten härtet der Knochenzement aus, die Prothese ist fest und theoretisch sofort belastbar. Dieses Verfahren läßt sich mit dem Überkronen eines Zahns vergleichen.

Die zementlose Prothese muß dagegen erst einwachsen. Die dem Knochen zugewandte Seite ist rauh und ermöglicht es, daß Knochenbälkchen in die Poren einwachsen und sie stabilisieren. Da die Belastung den Einbau stören würde, darf der Patient die Prothese erst nach der knöchernen Verankerung (ca. drei Monate) voll beanspruchen und muß bis dahin an Gehstützen laufen. Je nach Situation wird der Operateur den einen oder anderen Prothesentyp vorschlagen.

Pflegen Sie Ihr Kniegelenk – Was Sie selbst tun können

Mit ihrem eigenen Verhalten bestimmen Sie zum großen Teil die weitere Entwicklung der Kniearthrose. Da der Gelenkverschleiß u. a. von mechanischen Belastungen abhängt, spielt das Körpergewicht eine entscheidende Rolle. Auf die Rolle des Übergewichts hatte ich bereits hingewiesen.

Pflegen Sie Ihre Kniegelenke, reduzieren Sie häufige und starke Belastungen so weit wie möglich! Hierzu gehören Arbeiten in der Hocke oder im Knien, Kniebeugen, häufiges Treppensteigen und Bergwanderungen. Bei allen diesen Bewegungen entsteht ein sehr hoher Druck zwischen Kniescheibenrückfläche und Oberschenkelrolle. Gerade ein schon angegriffenes Gelenk ist nicht immer in der Lage, den dabei auftretenden Kräften standzuhalten. Wenn sich solche Beanspruchungen nicht vermeiden lassen, denken Sie darüber nach, wie Sie diese mildern können. Müssen Sie z. B. in die Hocke gehen, dann bewegen Sie Ihr Knie mehrmals ohne Last durch, stützen Sie dann Ihr Gewicht mit den Armen ab und lassen Sie sich langsam herunter. Gehen Sie nach dem Aufstehen aus der Hocke nicht gleich los, sondern bewegen das betroffene Knie zwei- bis dreimal durch. Sie haben damit die Gelenkflächen, die während der Belastung stark aufeinandergepreßt waren, wieder mit Gelenkflüssigkeit »geschmiert«.

Statische Körperhaltung und einseitige Gelenkstellungen wirken sich negativ, die Bewegung ohne größere Last positiv aus. Neben dem Hocken und Knien ist auch langes Sitzen für die Kniegelenke ungünstig. Ähnlich wie bei der Chondropathie kann die Arthrose durch einen Theater- oder Kinobesuch oder einen gemütlichen Abend in froher Runde aktiviert werden. Sie haben bereits gelesen, daß Sie beim Sitzen mit angezogenen oder rechtwinklig gebeugten Beinen die Kniescheibe an die Oberschenkelrollen drücken. Sie können unliebsame Überraschungen durch einfache Übungen meistens vermeiden:

Bevor Sie vom Stuhl aufstehen, legen Sie die Hand unter den Oberschenkel, heben ihn etwas an und bewegen das Kniegelenk mehrmals ohne Belastung durch. Sie benetzen damit die Gelenkflächen wieder mit der Gleitflüssigkeit. Nun stehen Sie auf, stützen sich dabei mit den Händen ab, und gehen die ersten Schritte etwas vorsichtiger. Sie werden sehen, daß Ihnen das Aufstehen viel leichter fällt.

Da die meisten Menschen eine sitzende Tätigkeit ausüben, kommt der Arbeitshaltung eine besondere Bedeutung zu. Sobald Sie die Beine ganz

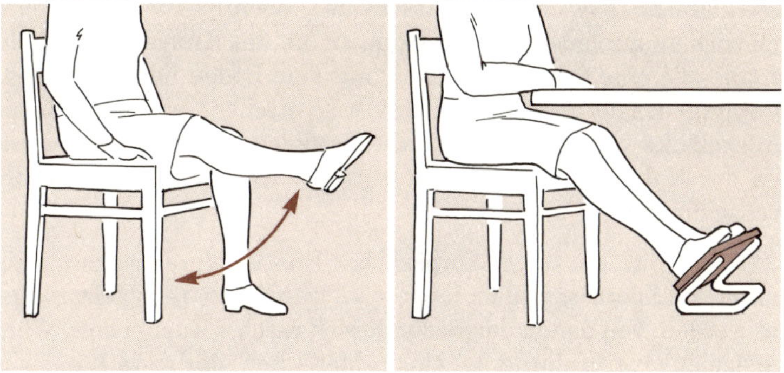
a b

Abb. 14 Kleine Hilfen bei der Kniearthrose:
a) Bewegen Sie das Knie vor dem Aufstehen ohne Last.
b) Eine Fußbank entlastet das Knie im Sitzen.

ausstrecken, entlasten Sie die Kniegelenke. Die Kniescheibe ist frei, sie wird von Gelenkflüssigkeit umspült. Diese Haltung ist für das Kniegelenk viel günstiger als die gebeugte Position. Sie handeln instinktiv richtig, wenn Sie abends Ihre Beine in gestreckter oder leicht gebeugter Position hochlegen. Zwar können wir in den wenigsten Fällen die Beine auf den Schreibtisch legen, aber schon ein kleines Fußbänkchen mit schräg gestellter Auflagefläche schafft eine deutliche Erleichterung (Abb. 14). Der Fuß wird aus der Spitzfußposition befreit, gleichzeitig werden die Muskeln und Gelenke der Beine entlastet. Die zeitweilige Unterbrechung einer einseitigen Tätigkeit wirkt sich günstig aus. Organisieren Sie sich Ihre Arbeit so, daß Sie zwischendurch aufstehen und einige Schritte gehen, um kleine Dinge zu erledigen.

Autofahrer sollten öfter pausieren. Auf Plakaten an den Autobahnen können Sie lesen, daß Sie die Fahrt nach zwei Stunden unterbrechen sollten, um Ihre Aufmerksamkeit zu erhöhen. Sie tun damit auch Ihren Gelenken etwas Gutes. Denken Sie daran, daß Sie nach einer längeren Autofahrt steif aus dem Auto steigen und erst eine Reihe von Schritten brauchen, um wieder »in Gang zu kommen«. Gehen Sie einige Minuten spazieren, Sie regen damit den Stoffwechsel an und vermeiden länger anhaltende Kniebeschwerden.

Manche Sportarten, wie z. B. Fußball beanspruchen die Knie stark. Der Unterschenkel wird mit Schwung gegen den Oberschenkel beschleunigt, dabei ist die Kniescheibe großen Kräften ausgesetzt. Zusätzlich wirken immense Drehbewegungen auf das Knie ein. Durch die Stollenschuhe, die eine feste Verbindung mit dem Boden herstellen und bei einer Drehung des Oberkörpers kaum wegrutschen, wird die Belastung des Kniegelenks verstärkt. Das rasche Beschleunigen und Abbremsen fordert den durch die Arthrose beeinträchtigten Knorpel über seine Belastungsgrenze hinaus.

Wenn ein hoher körperlicher Einsatz Voraussetzung für die Teilnahme am Sport ist, muß mit einer Vielzahl kleinerer Verletzungen gerechnet werden, von denen der Gesunde sich rasch wieder erholt. Während eine Kniegelenksverdrehung bei einem Menschen, der feste Bänder und einen völlig glatten und ebenen Knorpel aufweist, ausheilt, kann der Spieler mit einer Arthrose unter Umständen für Wochen wegen dieses geringfügigen Ereignisses stark behindert sein. Die Verschiebung der Gelenkflächen gegeneinander und die Überdehnung der Gelenkkapsel erzeugt nicht selten einen Erguß, der sich erst im Laufe der Zeit wieder zurückbildet und möglicherweise nur durch Punktionen, stabilisierende Verbände und eine medikamentöse Behandlung zum Abklingen zu bringen ist.

Ich möchte Ihnen auch bei der Kniegelenkarthrose nicht vom Sport abraten. Seien Sie aber bei der Auswahl kritisch! Während Spaziergänge in der Ebene, vielleicht auch Wanderungen mit einem Gehstock, Radfahren und Schwimmen zu den geeigneten Disziplinen gehören, müssen Hallensportarten, Hockey und Fußball eher als ungünstig angesehen werden. Sagt Ihnen das Radfahren zu, dann können Sie überlegen, sich für schlechtes Wetter ein Standfahrrad anzuschaffen. Im Übungsteil finden Sie Vorschläge für eine Gymnastik, die Sie regelmäßig zuhause machen können (s. Seite 146).

Achten Sie auf Ihre Kleidung. Die Knie sind kälteempfindlich. Wenn Sie ziehende, rheumatische Beschwerden in beiden Knien verspüren, so tragen Sie lange Unter- oder Strumpfhosen. Hilfreich sind auch Kniewärmer aus Wolle und Angora. Menschen, die im Knien arbeiten (z. B. Fliesenleger, Pflasterer), sollten Knieschützer benutzen.

Es ist nicht einfach, allgemeine Aussagen über Verlauf und Zukunftsaussichten der Kniearthrose zu machen. Dank der in den letzten Jahren erheblich verbesserten konservativen und operativen Behandlungsverfahren haben sich die Perspektiven wesentlich gebessert. Wichtiger als der objektiv im Röntgenbild feststellbare Verschleiß ist die persönliche Einstellung gegenüber der Gelenkabnutzung. Sie werden die Arthrose »bewältigen«, wenn es Ihnen gelingt, mit leichten bis mäßigen Beschwerden zurechtzukommen und Sie sie als Teil Ihres Lebens zu akzeptieren.

Verletzungen des Kniegelenks

Prellungen und Verletzungen der Weichteile

Die Situation ist alltäglich: Man steht etwas ungeschickt vom Sofa auf, will gerade loslaufen und stößt mit dem Kniegelenk kräftig gegen den niedrigen Couch-Tisch. Im gleichen Moment verspürt man einen heftigen Schmerz, der so stark sein kann, daß man wieder zusammensackt. Wir sind mit Gewalt an die Tischplatte gestoßen und haben uns dabei eine Prellung zugezogen. Der Schmerz ist deshalb besonders unangenehm, da sich nur wenig Weichteile über dem Knie befinden und die Knochenhaut über ein feines Netz sehr empfindlicher Nerven verfügt. Wäre die Knochenhaut nicht so schmerzempfindlich, dann stießen wir uns aus Unachtsamkeit häufiger und die Kniegelenke oder Unterschenkel würden im Laufe der Zeit durch die Vielzahl der Prellungen einen ernsten Schaden nehmen.

Der Schmerz geht relativ rasch zurück. Nicht selten entsteht ein Bluterguß, der als blauer Fleck sichtbar wird und sich im Laufe der kommenden Woche grüngelblich verfärbt. Ist die Gewalteinwirkung noch ausgeprägter, zum Beispiel bei einem Tritt gegen das Kniegelenk, dann kann eine größere Blutung entstehen, die sich »abkapselt«. Die weiche Schwellung nimmt zu und man hat beim Betasten das Gefühl, ein »Wasserkissen« zu berühren. Häufig finden sich solche Ansammlungen von Blut oder Gewebeflüssigkeit zwischen Knochenhaut und Knochen. Die Flüssigkeit kann nicht in das umgebende Weichgewebe abfließen und es dauert mehrere Wochen, bis sich die Schwellung vollständig zurückgebildet hat.

Die Behandlung von Prellungen und Verletzungen der Weichteile

Ist die Vorwölbung sehr stark groß und beeinträchtigt sie das Allgemeinbefinden, so kann der Bluterguß mit einer Nadel punktiert werden. Danach wird ein Druckverband angelegt, um das Nachfließen von Flüssigkeit zu verhindern.

Bei einem Sturz auf das gebeugte Knie sind die Schleimbeutel vor der Schienbeinrauhigkeit und der Kniescheibe gefährdet. Je nach Schwere der Gewalteinwirkung können sie Gewebswasser einlagern, sich entzünden oder sogar einreißen. Solange die Haut unverletzt bleibt, ist die Prellung weniger problematisch. Zwar wird das Knie an der Stelle der Gewalteinwirkung anschwellen, aber die Vorwölbung bildet sich innerhalb der nächsten Tage folgenlos zurück. Eine größere Schleimbeutelentzündung wird punktiert. Bestand der Erguß bereits längere Zeit, so kommt die anschließende medikamentöse Behandlung mit einigen Milligramm Kortison in Frage. Das Medikament wird in den von Flüssigkeit befreiten Schleimbeutel gespritzt. Allgemeine Nebenwirkungen sind nicht zu erwarten. Um eine Infektion zu vermeiden, wird die Haut sorgfältig desinfiziert.

Erheblich schwerwiegender sind offene Verletzungen des Schleimbeutels, die leicht von Bakterien besiedelt werden. Ist der Schleimbeutel eröffnet, so sollten Sie nicht zögern, den Haus- oder Unfallarzt aufzusuchen. Er kann die Wunde sachgerecht versorgen und Komplikationen vorbeugen. Ein infizierter Schleimbeutel muß operativ entfernt werden, da sonst die Gefahr besteht, daß die Entzündung auf andere Gewebeteile übergreift.

Prellungen und Schürfungen sind im Kindesalter die häufigsten Verletzungen. Sofern die Schürfung nur markstückgroß ist, sollten Sie sie mit einem Pflaster versorgen. Ist die umgebende Haut sehr verschmutzt, so wird sie vorsichtig mit klarem Wasser gereinigt, ohne die Wunde auszuwaschen. Danach betupfen Sie die Wunde und die Haut mit einem nicht schmerzenden Desinfektionsmittel (z. B. Mercurochrom, Merfen orange). Größere Wunden decken Sie dann mit einer sterilen Kompresse ab und befestigen sie mit einer elastischen- oder Mullbinde. Um das Verkleben des Verbandes mit der Wunde zu vermeiden, kann eine Fettgaze (Sofratüll, Branolind) zwischen Wunde und Kompresse gelegt werden. Den gleichen Effekt haben metallbeschichtete Wundeverbände, die in der Apotheke angeboten werden (Metalline-Kompressen). Bei größeren Verletzungen darf das Knie für einige Tage nicht bewegt werden. Schürfwunden behandelt man am besten bereits nach ein bis zwei Tagen offen. Sie trocknen leichter ab, die Heilung wird beschleunigt.

Sind Sie im Zweifel, ob eine chirurgische Versorgung notwendig ist oder lassen die Schmerzen nicht innerhalb kurzer Zeit nach, so gehen Sie zu Ihrem Arzt. Er wird Sie untersuchen und möglicherweise ein Röntgenbild zum Ausschluß kleinerer knöcherner Verletzungen anfertigen. Die Strahlenbelastung einer Knieaufnahme ist gering, und sollte zur Vermeidung gravierender Folgeschäden in Kauf genommen werden.

Spätestens nach einigen Wochen sind die Folgen der Prellung völlig abgeklungen, allenfalls erinnert noch eine kleine Hautverfärbung oder oberflächliche Narbe an sie.

Verdrehung – Distorsion

Das Kniegelenk ist außerordentlich mobil. Da es einerseits wie ein Scharnier funktioniert, andererseits auch gewisse Drehbewegungen zuläßt, besteht relativ leicht die Gefahr, daß das normale Bewegungsausmaß überschritten wird. Der Anlaß für eine solche Verdrehung kann unbedeutend sein: Wir steigen aus einem Auto und stellen den Fuß aus Versehen mit der Breitseite gegen den Bordstein. Um uns hinzustellen müssen wir den Oberkörper noch herumdrehen, dabei denken wir nicht an den Bordstein und machen eine ruckartige Bewegung. Das Knie kann nicht ausweichen, wir kommen zu Fall.

Ich habe dieses konstruierte aber realistische Beispiel gewählt, um den Mechanismus der Kniegelenksverdrehung zu verdeutlichen. Fußballer sind von dieser Verletzung besonders oft betroffen. Da sie mit maximaler Kraft aus dem Stand schießen müssen und dabei mit dem Standbein nicht wegrutschen dürfen, sind die Schuhsohlen mit Stollen versehen. Beim Dribbeln und im Zweikampf muß der Spieler versuchen, den Gegner zu umspielen oder ihm auszuweichen. Dazu sind immer wieder Drehbewegungen des Körpers erforderlich, die zum Teil gegen den stehenden Fuß ausgeführt werden. Bohren sich die Stollen in den weichen Boden, dann kann der Fuß die Drehbewegung nicht mitmachen, der Oberkörper dreht sich im Kniegelenk gegen den festsitzenden Unterschenkel. Der Spieler humpelt vom Platz und der betreuende Physiotherapeut stellt eine *Distorsion* fest. Bei dieser Verletzung wurde das Gelenk über seinen natürlichen Bewegungsradius hinaus verdreht. Im Gegensatz zum Band- oder Meniskusriß sind die stabilisierenden Strukturen jedoch intakt geblieben. Die Distorsion heilt folgenlos aus (Abb. 15).

Wenn die Beschwerden nicht innerhalb weniger Stunden abklingen, wird der Sportler einen Arzt aufsuchen. Die Untersuchung ergibt einen typischen Befund: Je nach Schwere der Verdrehung klagt der Patient über Schmerzen am inneren oder äußeren Gelenkspalt. Die Ansätze der Seitenbänder und der Gelenkspalt sind druckschmerzhaft. Wurde die Kapsel stärker gedehnt, so kann bereits nach kurzer Zeit ein Erguß auftreten. Um eine Verletzung des Knochens auszuschließen muß ein Röntgenbild angefertigt werden. Besteht der Verdacht, daß bei der Verdrehung die Kreuz- oder Seitenbänder geschädigt wurden, dann sind weitere Spezialaufnahmen angezeigt, bei denen die Bänder gedehnt werden. Mit Hilfe eines speziellen Gerätes wird das Gelenk aufgebogen und die Festigkeit der Bänder überprüft. Verschieben sich Schienbein und Oberschenkelrolle dabei gegeneinander, dann liegt eine schwere Bandverletzung vor, die möglicherweise einer operativen Behandlung bedarf. Weichteilverletzun-

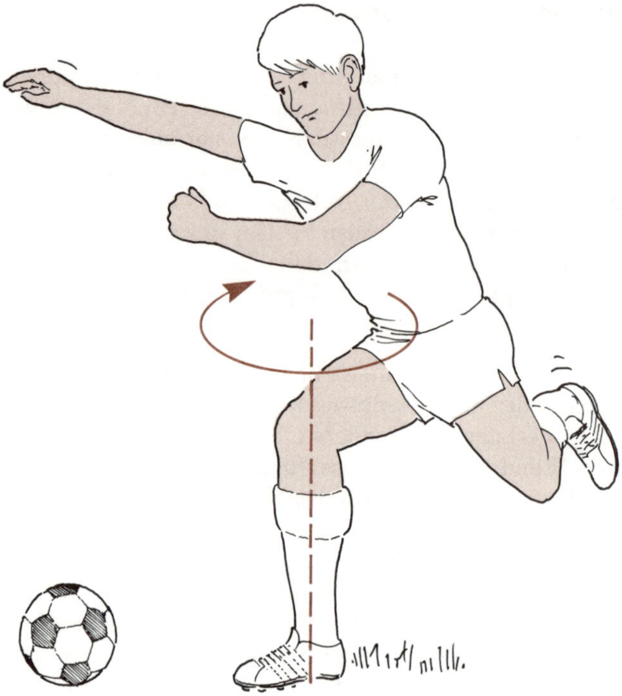

Abb. 15 Bei der Distorsion dreht sich der Oberkörper gegen das feststehende Kniegelenk. Im Extremfall können dabei Kreuz- und Seitenbänder reißen.

gen können mit Hilfe der Ultraschalluntersuchung näher differenziert werden. Oberflächliche Blutergüsse, Muskelverletzungen und manche Meniskuseinrisse lassen sich mit ihr erkennen.

Die Behandlung der Verdrehung

Um die Schwellung einzudämmen empfiehlt es sich, das verletzte Knie möglichst rasch zu kühlen. Sie können hierzu Umschläge mit Leitungswasser machen oder Eisbeutel auflegen. Achten Sie darauf, daß das Kniegelenk nicht unterkühlt wird oder der Verletzte an einer Kälteallergie leidet. Erkennen Sie eine starke Rötung, die von Schmerzen begleitet wird, dann sollten Sie den Eisbeutel sofort wegnehmen. Weniger empfehlenswert sind Kühlsprays, mit ihnen können die tieferen Strukturen nicht beeinflußt werden. Um Schäden durch eine Unterkühlung zu vermeiden, sollten Sie ein dünnes Küchenhandtuch zwischen Haut und Eisbeutel legen. Belassen Sie den Umschlag für eine halbe Stunde. Danach kann ein Verband angelegt werden, der einen leichten Druck auf das Gelenk ausübt und eine stärkere Ergußbildung bzw. Schwellneigung unterdrückt. Da das Laufen in den ersten Tagen nach der Verdrehung oftmals schmerzhaft ist, sollte das Gelenk auch weiterhin mit einer elastischen Binde gestützt werden. Noch besser ist ein Tape-Verband, der aus unelastischen Pflasterzügeln besteht. Er entlastet die Bandstrukturen und verhindert eine maximale Beugung und Streckung des Kniegelenks. Jeder Masseur oder Krankengymnast ist in der Lage, einen solchen Verband anzulegen. Auf der Abbildung sehen Sie die wichtigsten Schritte beim Anlegen eines Tape-Verbandes. Sie benötigen dazu eine elastische Binde, die mit einem hautfreundlichen Acrylat-Kleber beschichtet ist. Mit ihr wird das Kniegelenk bandagiert und darüber werden unelastische Pflasterzügel befestigt. Um den venösen Rückstrom des Blutes zum Herzen nicht zu beeinträchtigen, darf der Verband nicht unter zu großem Zug angelegt werden. Er schützt das Gelenk vor unachtsamen Bewegungen und trägt durch die äußere Stabilisierung zur Heilung der gedehnten Kapselstrukturen bei. Der Tape-Verband kann für eine Woche bis zehn Tage belassen werden. Klagt der Patient allerdings über ein stärkeres Jucken oder Schmerzen unter dem Verband, so sollte er vorzeitig entfernt werden. Das gleiche gilt, wenn Sie eine Schwellung des Unterschenkels feststellen. Sofern nach der Abnahme des Verbandes noch Beschwerden vorhanden sind, wird das Gelenk mit einem Heparin-Gel eingerieben und elastisch gewickelt. Nachts können auch Pastenumschläge gemacht werden (s. S. 46).

Das Gelenk braucht Ruhe, um die Verletzung auszuheilen. Sie sollten für einige Zeit auf ausgedehnte Spaziergänge oder eine sportliche Belastung verzichten. Manchmal reichen schon zwei bis drei Tage, aber zum Teil muß das Knie für drei bis vier Wochen geschont werden, um die Heilung nicht zu verschleppen oder eine erneute Verletzung zu riskieren. Da das Gelenk nach einer Distorsion noch nicht wieder über die ausreichende Kompensationsbreite und Sicherheit bei maximaler Beanspruchung verfügt, ist die Verletzungsgefahr in der ersten Zeit erhöht. Sie sollten nach einer Sportpause besonders vorsichtig sein, da die Muskulatur des Ober- und Unterschenkels sehr rasch an Masse und Kraft verliert. Wenn Sie normalerweise intensiv trainieren und nach einem Unfall für drei Wochen mit den Übungen aussetzen, dann kann der Umfang des Oberschenkels schon um zwei bis drei Zentimeter abnehmen! Da die Stabilität des Kniegelenkes auch durch die muskuläre Führung gesichert wird, sollten Sie den Trainingsrückstand erst wieder aufholen. Hierzu empfiehlt

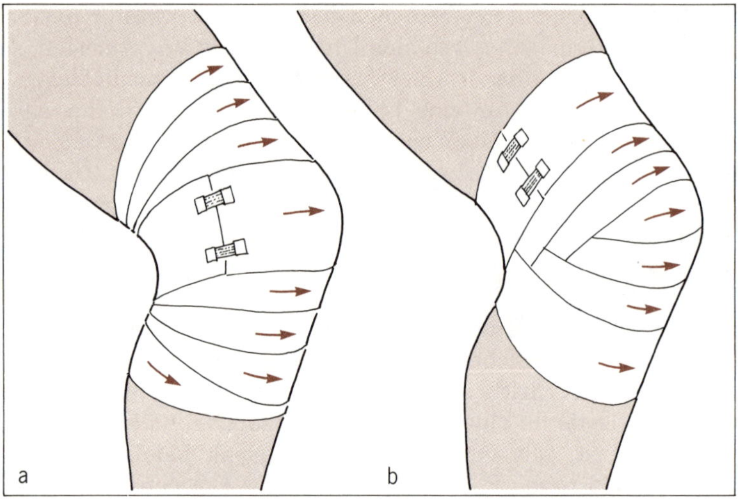

Abb. 16 Der Schildkrötverband stabilisiert das Kniegelenk. Die erste Bindentour läuft über die Mitte des Knies. Danach wird die Binde wechselweise über den Unter- bzw. Oberschenkel geführt. Eine vorher aufgelegte Kompresse (Papiertaschentuch) mit einer Heparinsalbe kann die Abschwellung beschleunigen.

es sich, Rad zu fahren, mit Geräten zur muskulären Stabilisierung zu arbeiten oder ein Lauftraining zu ebener Erde aufzunehmen.

Statt das Gelenk zu wickeln, können Sie eine Gummi-Kniekappe mit seitlicher Spiralfederverstärkung tragen, die Sie an Ihr Knie »erinnert« und ihnen das Gefühl gibt, einen äußeren Halt zu haben. Diese bekommen Sie in einem Sanitätsfachgeschäft.

Seien Sie in Zukunft bei Drehbewegungen aus dem Oberkörper sehr vorsichtig. Denken Sie daran, daß die Gefahr einer Distorsion bei feststehendem Fuß wächst. Beim Skifahren muß die Bindung exakt auf Ihr Körpergewicht eingestellt sein. Überprüfen Sie die Funktionsfähigkeit der Bindung vor Ihrem Urlaub.

Nicht selten entstehen Bänderzerrungen in einer Sporthalle. Die Ursache kann eine schlechte Abstimmung zwischen Turnschuhen und Hallenboden sein. Wenn die Bodenhaftung der Sohlen zu stark ist, so bleibt der Schuh bei einer einwirkenden Gewalt auf dem Boden stehen und gibt nicht nach.

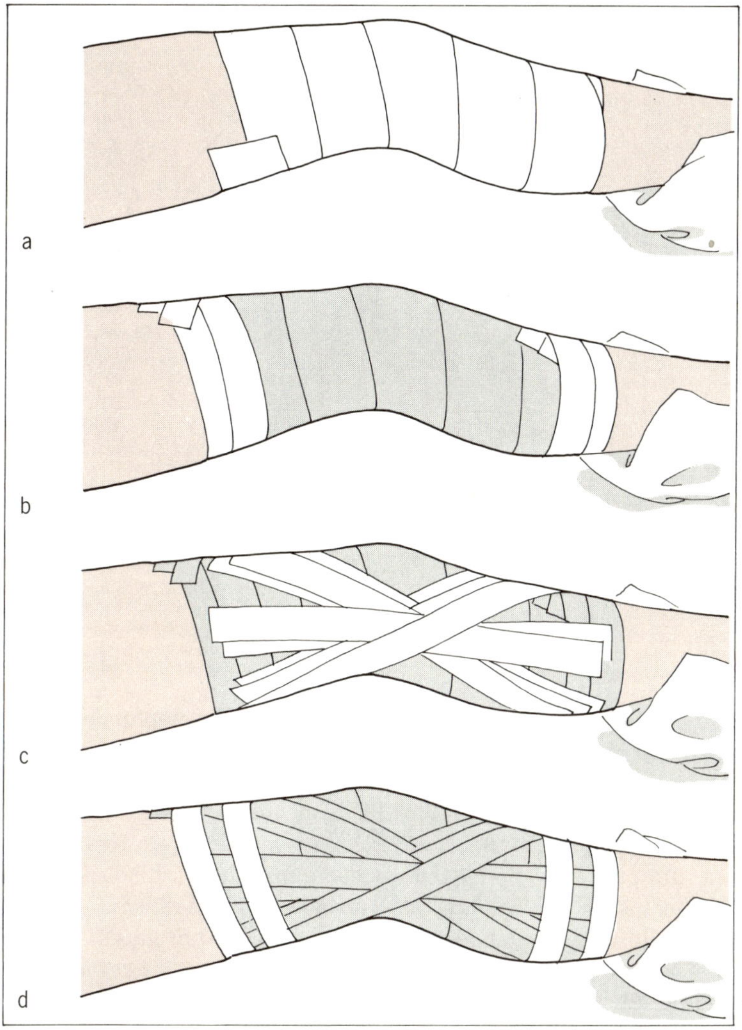

Abb. 17 Zum Anlegen eines Tape-Verbandes benötigen Sie eine hautfreundliche Acryl-Klebebinde 6–8 cm breit und eine Rolle Tape-Band 3,75 cm breit.

a) Wickeln Sie zuerst das Kniegelenk mit der Klebebinde. Beginnen Sie ca. 10 cm unterhalb des Kniegelenks.
b) Den oberen und unteren Rand des Verbandes fassen Sie mit Tape-Streifen ein.
c) Kleben Sie jetzt innen und außen mehrere quer verlaufende Pflasterzügel auf, die dem Knie Halt geben.
d) Fassen Sie jetzt nochmals den oberen und unteren Rand des Verbandes mit Tape-Band ein. Drücken Sie den Verband mit Ihren Handflächen an. Der Verband gibt dem Knie eine sehr hohe Stabilität.

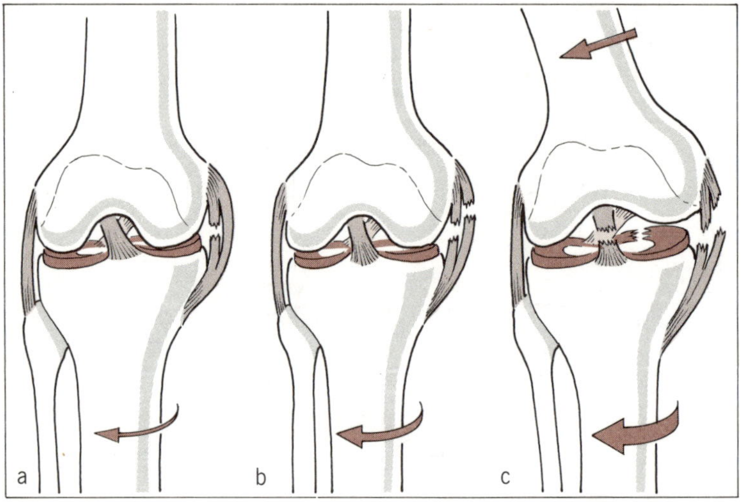

Abb. 18 a) Drehsturz mittlerer Schwere: Die tiefen Anteile des Seitenbandes reißen.
b) Ist die Gewalteinwirkung größer, dann reißt das innere Seitenband komplett.
c) Schwerste Drehverletzung: Neben dem Seitenband reißt auch das Kreuzband und der Meniskus

Haben Sie Ihre Verletzung als Bagatelle empfunden, merken aber, daß nach mehreren Tagen immer noch keine Besserung eintritt, dann zögern Sie nicht, einen Arzt aufzusuchen. Schwillt das Gelenk an oder können Sie nach dem Unfall nicht mehr laufen, so sollten Sie sich gleich in die Praxis eines Unfallarztes, Orthopäden oder in ein Krankenhaus begeben, um eine schwerwiegende Schädigung auszuschließen. Akute Verletzungen lassen sich leichter als verschleppte Unfallfolgen behandeln. Der frische Riß des Kreuz- oder Seitenbandes wird mit gutem Ergebnis durch eine Naht versorgt; unbehandelt entsteht eine schwerwiegende Gelenkinstabilität, die sich nur durch einen komplizierten operativen Eingriff beseitigen läßt. Doch mehr davon im nächsten Kapitel.

Verletzungen der Kreuz- und Seitenbänder

Die Verletzungen der Bänder entstehen auf die gleiche Weise wie eine Distorsion. Allerdings ist hier die Gewalteinwirkung so stark, daß Gelenkkapsel und Bänder nicht nur überdehnt werden, sondern ein- oder durchreißen. Daneben können schwere Prellungen zum Riß eines oder mehrerer Bänder führen, zum Beispiel wenn ein Fußballer versucht den Ball zu erreichen und dabei seinem Gegenspieler versehentlich von der Seite gegen den Unterschenkel grätscht. Dabei biegt er das Kniegelenk seines Kontrahenten nach innen auf.

Bei einer schweren Gewalteinwirkung können sowohl das Innen- oder Außenband und/oder eines oder beide Kreuzbänder reißen (Abb. 18). Die Gelenkkapsel ist immer mitbetroffen. Da die Menisken z. T. eng mit der Kapsel und den Bändern verbunden sind, können sie sich aus dem Verband lösen und zusätzlich einreißen. Es sind somit alle Schweregrade der Verletzungen denkbar. Eine unbehandelte Bandverletzung, die muskulär nicht kompensiert werden kann, wird im Volksmund als »Wackelknie« bezeichnet.

Diagnostik der Bandverletzungen

Grundlage aller weiteren Diagnostik ist die eingehende körperliche Untersuchung. Der Arzt inspiziert das Gelenk, prüft die Beweglichkeit und Bandführung, tastet die Bandansätze, Gelenkkapsel und Sehnen ab und kann durch spezielle Techniken eine Schädigung der Menisken und selbst einen kleineren Erguß feststellen. Das Röntgenbild ergänzt die Untersuchung und ermöglicht die exakte Beurteilung der knöchernen Strukturen. Da die Kreuz- und Seitenbänder mit ihren Endigungen in Ober- und Unterschenkel einstrahlen, muß nach einer knöchernen Aussprengung der Bandansätze oder einer unabhängigen Knochenverletzung gesucht werden. Das Gelenk schwillt nach einer Bandverletzung stark an. Ist das Knie sehr schmerzhaft und der Erguß ausgeprägt, so läßt sich allein mit der Untersuchung und dem Röntgenbild keine exakte Diagnose stellen. Manchmal hilft eine Ultraschalluntersuchung, die Hinweise für Strukturverletzungen geben kann, weiter. Unter therapeutischen und diagnostischen Überlegungen ist unbedingt eine Punktion angezeigt. Sie gibt Auskunft, ob es sich nur um einen starken Reizerguß oder die Folgen einer Kapsel-Band-Verletzung handelt. Die Bandverletzung ist mit einem blutigen Gelenkerguß verbunden.

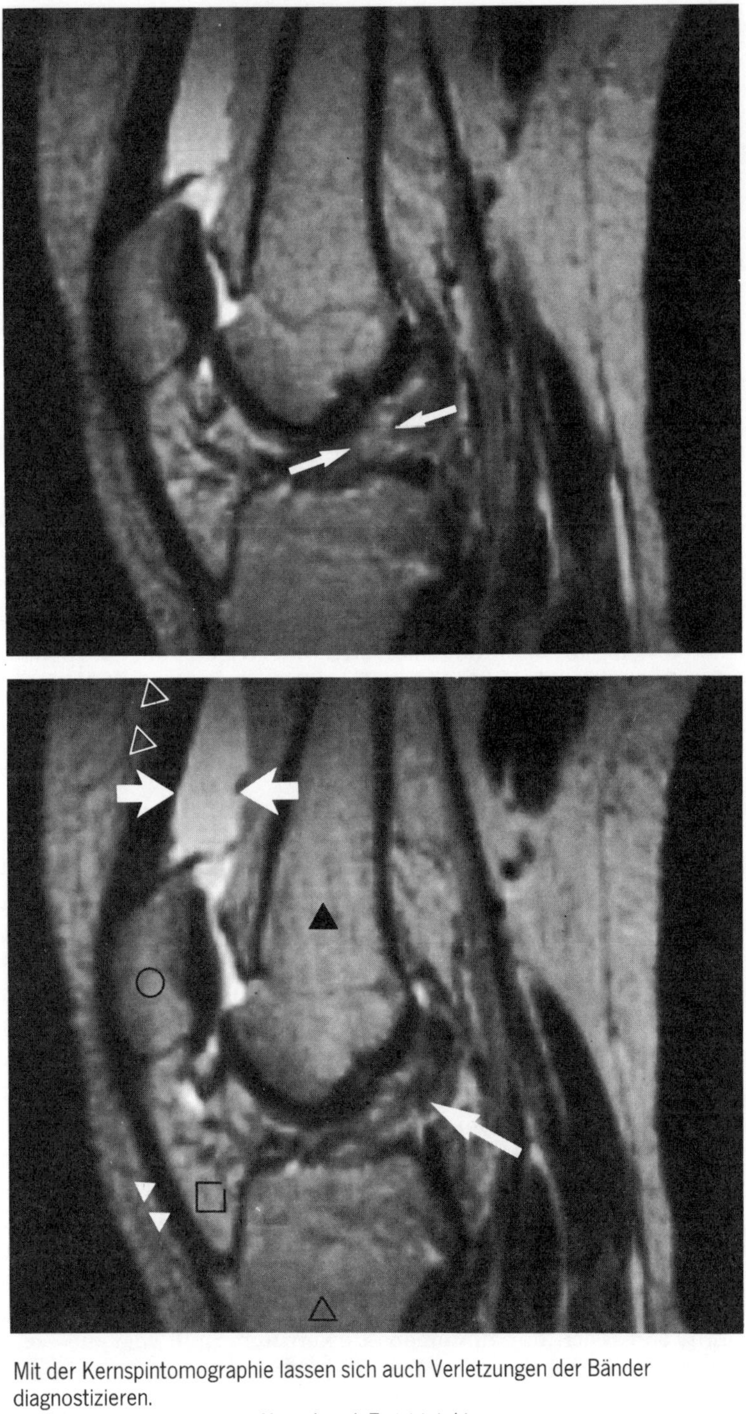

a

Abb. 19 a Mit der Kernspintomographie lassen sich auch Verletzungen der Bänder diagnostizieren.
Die Abb. a zeigt das hintere Kreuzband. Es ist intakt.

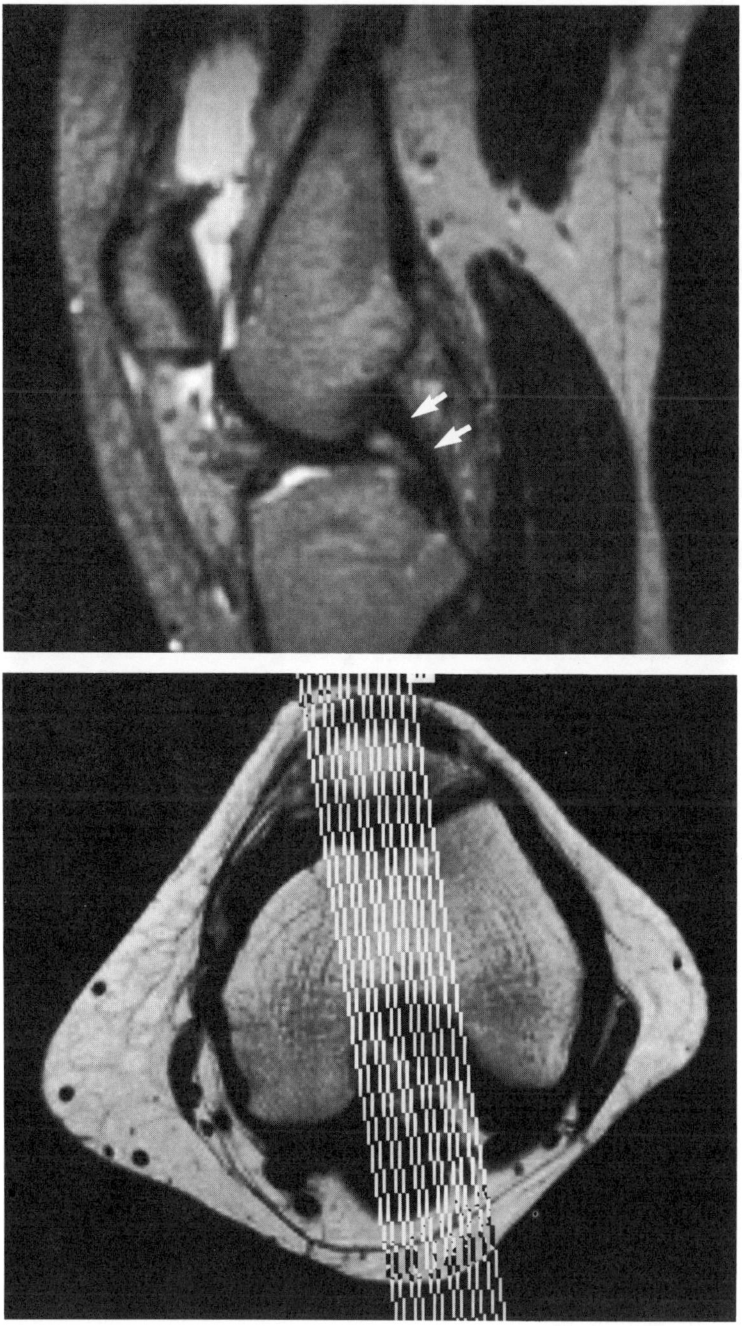

b

Abb. 19 b Auf der Aufnahme b erkennt man, daß das vordere Kreuzband gerissen ist. Die Rißstelle findet sich zwischen den Pfeilen.
(Die Aufnahmen wurden dankenswerterweise von Herrn Dr. Halbsguth, Radiologe in Frankfurt/M. zur Verfügung gestellt)

Behandlung der Bandverletzungen

Früher wurde nach dem Ausschluß knöcherner Verletzungen meistens eine Gipshülse für drei bis sechs Wochen angelegt. Man hoffte, daß die Bänder und die Gelenkkapsel zusammenheilen würden und damit eine ausreichende Funktion wiederherzustellen wäre. Leider hat man später festgestellt, daß Kreuz- und Seitenbänder allein durch diese Ruhigstellung nicht wieder zusammenwachsen und die Verletzung eine bleibende Instabilität hinterläßt. Aus diesem Grunde empfiehlt man heute eine operative Rekonstruktion. Der Orthopäde oder Chirurg muß vorher versuchen, sich einen exakten Eindruck vom Ausmaß der Schädigung zu verschaffen. Es ist auch denkbar, daß die Gelenkblutung nur durch einen kleinen Einriß in der Schleimhaut des Gelenkes verursacht wurde und ein großer Eingriff überflüssig ist.

Für die weitere Diagnostik (siehe Tabelle S. 83) stehen ihm verschiedene Verfahren zur Verfügung. Die gehaltene Röntgenaufnahme gibt einen objektiven Hinweis auf einen Riß der Bänder. Da die Untersuchung schmerzhaft ist und der Patient mit seiner Muskelanspannung das Ergebnis verfälschen kann, bevorzugen manche Ärzte die sofortige Kniespiegelung in Narkose (Teilkörperbetäubung). Nach Ausschaltung der Schmerzen läßt sich das Gelenk besser untersuchen. Ergibt die Spiegelung eine Verletzung des Kreuz- oder Seitenbandes bzw. der Menisken, dann wird der Operateur das Gelenk in den meisten Fällen weit eröffnen und die Bänder von Ende zu Ende vernähen. Dabei kann es sich als notwendig erweisen, die Bänder mit körpereigenem oder körperfremdem Material zu unterfüttern. Man spricht von einer Verstärkungsplastik, mit der die Stabilität wieder hergestellt wird. Im gleichen Eingriff können Meniskuseinrisse begradigt und Verletzungen der Kapsel mitversorgt werden. Vereinzelt werden bereits heute Bandrekonstruktionen im Rahmen einer Kniegelenkspiegelung durchgeführt. Über dieses Verfahren läßt sich noch kein abschließendes Urteil fällen, die Ergebnisse hängen in hohem Maße von der Routine und Geschicklichkeit des Operateurs ab.

Kommt die diagnostische Arthroskopie nicht in Frage oder liegt mit hoher Wahrscheinlichkeit eine schwere Bandverletzung vor, die eine eingehende Operationsplanung erfordert, dann kann eine Kernspintomographie durchgeführt werden. Diese für den Patienten nicht belastende Untersuchung beruht auf der Messung und computerisierten Auswertung elektromagnetischer Wellen, die nach Anlage eines starken Magnetfeldes aus dem Körper austreten. Die Kernspintomographie liefert ein detaillreiches Bild des Kniegelenkes, auf dem sich neben dem Knochen und Knorpel auch die Bänder und der Meniskus darstellen. Ein Riß des Kreuzbandes

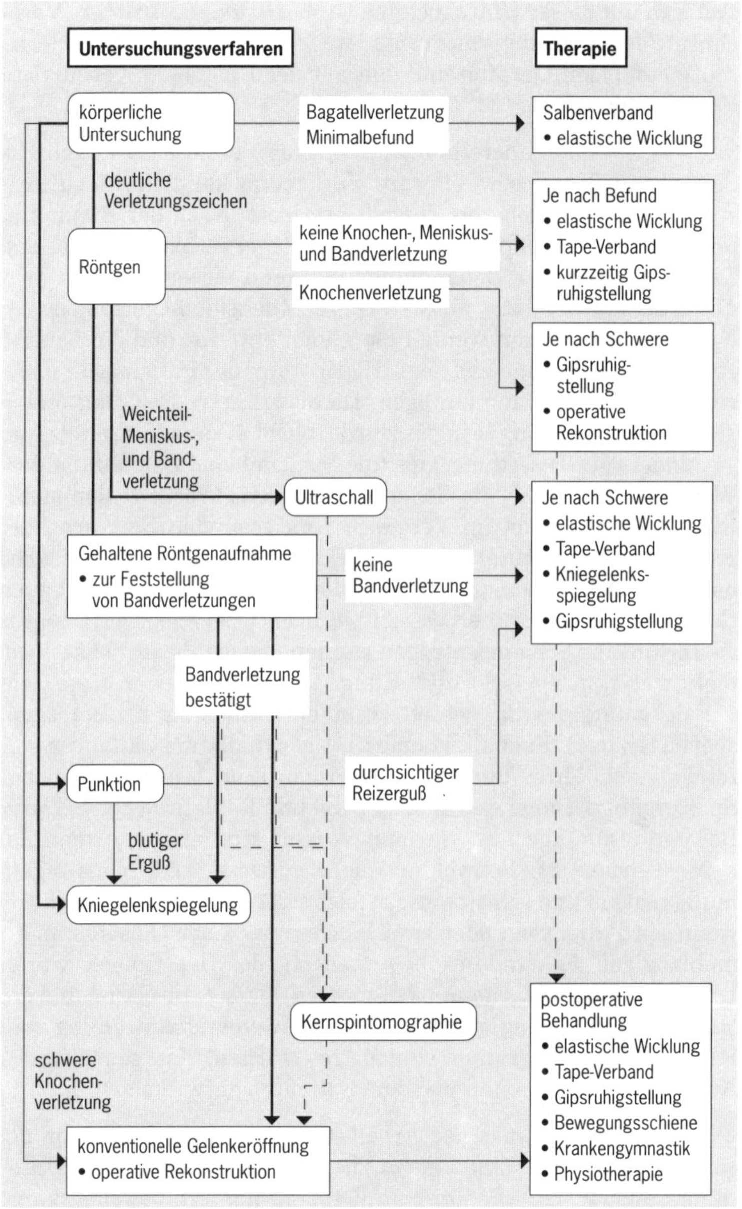

Die Stufendiagnostik und -therapie bei Knieverletzungen

läßt sich mit dieser Untersuchung (Abb. 19) diagnostizieren. Vorerst ist der Einsatz der Kernspintomographie wegen der nur geringen Verbreitung der routinemäßigen Geräten und den mit der Diagnostik verbundenen hohen Kosten begrenzt.

Sie haben bereits festgestellt, daß es sich bei einem Kreuz- oder Seitenbandriß um eine schwere Verletzung handelt, die zu ihrer Rekonstruktion einen größeren Eingriff erfordert. Nach der Bandnaht wird für sechs Wochen ein Gips angelegt. In der Regel verbleibt der Patient vierzehn Tage in stationärer Behandlung. Während dieser Zeit darf er Anspannübungen machen, um eine stärkere Muskelabmagerung zu vermeiden. Nach vierzehn Tagen werden die Fäden entfernt und ein neuer Gips oder eine spezielle Schiene angelegt. Hierin kann der Patient sein Knie in einem vorgegebenen Umfang bewegen. Da die stärkere Beugung und Streckung die Bänder unter Zug bringen würde, bleibt sie ausgeschaltet. Andererseits verhindert der Bewegungsgips (die Schiene) eine Einsteifung des Gelenks. Wenn der Gips bzw. die Schiene nach sechs Wochen oder mehr entfernt wird, ist der Muskel im Vergleich zum gesunden Bein erheblich dünner geworden. Nun beginnt die eigentliche Arbeit! Eine intensive krankengymnastische Weiterbehandlung muß den Muskel langsam aufbauen und die Gelenkbeweglichkeit verbessern. Je nach Operationsverfahren muß auch weiterhin eine Schiene getragen werden, die die Beweglichkeit jedoch nicht mehr wesentlich einschränkt. Einige Operateure lassen diese Gelenkstütze zur Schonung des Bandes bis zu einem Jahr beim Sport tragen. Kampfsportarten (z. B. Fußball, Handball, Volleyball) und Skifahren sollten während dieses Jahres unterlassen werden. Zum Muskelaufbau tragen u. a. Spaziergänge, Dauerlauf in der Ebene und Radfahren bei. Schwimmen und Bewegungsübungen im warmen Wasser sind erlaubt, wenn das Gelenk keine Tendenz zur Schwellung mehr aufweist. Die Belastungssteigerung muß langsam und schrittweise erfolgen. Es wäre zum Beispiel völlig falsch, wenn ein Patient ein oder zwei Wochen nach der Gipsabnahme mit einer mehrtägigen Fahrradtour beginnen würde. Das Gelenk würde auf die Überbelastung mit erneuten Schmerzen, einer Schwellung und erheblichen Heilungsverzögerung reagieren. Das Muskelaufbautraining sollte in ein Rehabilitationsprogramm eingebettet werden, das gemeinsam mit dem Arzt, Physiotherapeuten und dem Patienten entwickelt wird.

Der Zeitpunkt der Arbeitsaufnahme hängt sehr von der beruflichen Belastung ab. Eine Person, die eine Schreibtisch- oder Unterrichtstätigkeit ausübt, zwischendurch aufstehen und sich bewegen kann und das Bein auch während der Arbeit hochlegen darf, ist möglicherweise schon nach drei Wochen in der Lage die Arbeit wieder aufzunehmen. Ein Maurer befindet sich in einer viel schlechteren Situation. Da er schwer heben und auf Gerüsten arbeiten muß, kann die Rekonvaleszenz viele Monate dauern.

Ist die Operation bei Bandverletzungen unumgänglich?

Nachdem Sie die operative Behandlung einer frischen Bandverletzung kennengelernt haben, sind Sie vielleicht im Zweifel, ob immer ein Eingriff notwendig ist. Ich wies schon darauf hin, daß man früher Verletzungen der Bänder nur konservativ mit einem Gipsverband behandelt hat. Dies lag im wesentlichen an einer noch nicht voll entwickelten operativen Technik. Den Ärzten war aufgefallen, daß die Bandnaht nur für eine gewisse Zeit Stabilität garantieren konnte und danach eine erneute Lockerung eintrat. Da der Gipsverband zu ähnlichen Resultaten führte, war kein Grund vorhanden die Operation vorzuziehen. Heute haben die verfeinerte Operationstechnik, neue biomechanische Forschungsergebnisse und verbesserte Materialien die Aussichten auf eine dauerhafte Stabilisierung durch einen Eingriff wesentlich erhöht. Die Gefahr der Lockerung ist weitaus geringer als früher.

Im allgemeinen empfehle ich den operativen Eingriff zur Rekonstruktion der Bänder. Eine Ausnahme mache ich nur bei Bandanrissen, zum Beispiel der Seitenbänder, da die Heilungsaussichten bei einer Gipsruhigstellung relativ günstig sind. Auch ein erhöhtes operatives Risiko bei Durchblutungsstörungen, Zuckerkrankheit oder anderen zu Komplikationen neigenden Erkrankungen ist ein Grund, auf den Eingriff zu verzichten.

Der Patient muß vor der Operation über mögliche Risiken aufgeklärt werden. Bei jeder Eröffnung der Haut können Krankheitskeime in das Gewebe eintreten und eine Entzündung (Infektion) hervorrufen. Dieses Risiko liegt unter 2%. Denkbar, aber erheblich seltener, sind Verletzungen von Nerven oder Blutgefäßen, die nur in Ausnahmefällen auftreten.

Alte Bandverletzungen

Haben Sie bereits in Ihrer Jugend oder zu einem früheren Zeitpunkt eine Bandverletzung erlitten, die eine Instabilität des Kniegelenkes hinterlassen hat, dann kann sowohl eine weitere konservative als auch operative Behandlung in Betracht gezogen werden. Bemerken Sie Ihr Knie im täglichen Leben, beim Stehen und Gehen kaum, und haben Sie nur manchmal, unter maximaler Belastung (zum Beispiel bei der Arbeit oder beim Sport) das Gefühl des »Weggehens« des Kniegelenkes, dann ist die konservative Behandlung gerechtfertigt. Das gleiche gilt, wenn die leichte Instabilität ihre Lebensqualität nicht einschränkt und Sie ihr Knie so beanspruchen können, wie Sie es möchten. Die Muskulatur ist häufig in der Lage, die Bandlockerung zu kompensieren. Sie sollten eine regelrechte Muskelpflege betreiben. Je kräftiger die Ober- und Unterschenkelmuskulatur ist, desto besser ist die Führung des Kniegelenkes. Es gibt Menschen, die nach einer alten Bandverletzung dank ihrer kräftigen Muskulatur wieder Fußball spielen! Der Muskelaufbau sollte unter Anleitung erfolgen. Ihr Arzt kann Ihnen eine Verordnung für Krankengymnastik bzw. Bewegungsübungen ausstellen. Auf den Seiten 144–150 finden Sie Übungsbeispiele, die Sie zum Ausgleich einer Bandinstabilität zuhause durchführen können. Empfehlenswert sind Sportarten, die einen regelmäßigen und nicht ruckartigen Bewegungsablauf haben, z. B. Radfahren, Rudern und Laufen in der Ebene. Insbesondere die gleichmäßig rhythmische Belastung des gesamten Beines beim Radfahren hat einen maximal muskelaufbauenden Effekt. Auf die Nützlichkeit des Krafttrainings an Geräten wurde bereits weiter oben hingewiesen. Einseitige Übungen, die nur zu isolierten Beanspruchung einzelner Kniegelenkanteile führen, sollten vermieden werden.

Ist die Instabilität des Kniegelenkes sehr ausgeprägt und knickt das Kniegelenk bereits bei normaler Belastung weg, zum Beispiel beim Aufstehen oder beim einfachen Gehen auf der Straße, dann sollte ernsthaft an eine operative Bandrekonstruktion gedacht werden. Hierbei werden die alten Bandstrukturen freigelegt und mit körpereigenem oder Fremdmaterial verstärkt. Die verwendeten Kunststoffbänder (zum Beispiel Trevira, Goretex) haben eine gute Haltbarkeit. Mit ihnen läßt sich die Instabilität weitgehend beseitigen. Der Patient muß wissen, daß er nach einem solchen Eingriff kein »neues Knie« besitzt. Auch das operierte Knie ist anfälliger gegen weitere Verletzungen und weist eine tendenziell geringere Stabilität als ein gesundes Kniegelenk auf. Er wird seine Belastung danach ausrichten müssen. Ich rate meinen Patienten ab, nach einer Bandplastik Abfahrtsski, Hockey, Handball, Fußball oder andere Kampfsportarten weiterzuführen. Ich halte das erneute Verletzungsrisiko für relativ groß.

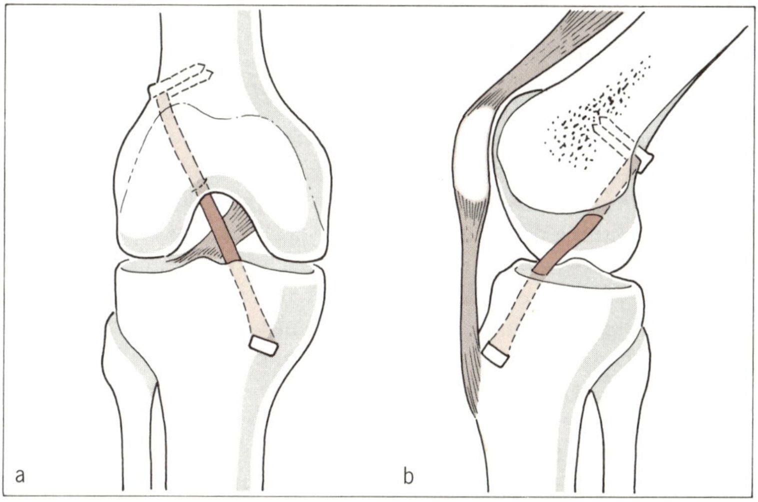

Abb. 20 Rekonstruktion des vorderen Kreuzbandes durch ein künstliches Band. Verankerung des Ersatzbandes im Oberschenkel und dem Schienbeinkopf. a) Ansicht von vorne, b) seitliche Ansicht

Anders ist das Tennisspiel auf einem Aschenplatz, Rudern, Dauerlauf usw. zu beurteilen. Entscheidend ist, daß der Sportler Situationen, in denen das Knie unerwartet einer extremen Belastung ausgesetzt wird, vermeiden kann. Natürlich hat ein solcher Rat keine universelle Bedeutung. Ich relativierte diese Empfehlung, wenn die Verbundenheit mit dem Sport so groß ist, daß ein wesentlicher Teil der Lebensqualität davon abhängt. Das kann zum Beispiel bei Jugendlichen der Fall sein, die ihr Selbstwertgefühl und ihre Persönlichkeit aus dem bisherigen Sport und ihren guten Leistungen beziehen und sich ein Leben ohne ihn nicht vorstellen können. Der Arzt sollte im Gespräch versuchen sich in den Patienten hineinzuversetzen und ihm Zeit lassen, sich langsam umzustellen. Vielleicht dauert es einige Jahre, bis die Sportlerin oder der Sportler bemerkt haben, daß sie tatsächlich nicht mehr ihren alten Sport ausüben können und sich eine besser geeignete Disziplin aussuchen.

Verletzungen des Kniegelenkes können auch gravierende Auswirkungen auf den Beruf haben und die weitere Lebensplanung beeinflussen. Bei ausgedehnten Bandverletzungen, deren Instabilität sich auch nicht durch eine operative Rekonstruktion beheben ließ oder bei denen ein Eingriff nicht in Frage kommt, muß ein Berufswechsel erwogen werden. Ein Dachdecker, Feuerwehrmann, Gerüstbauer oder Zimmermann ist auf die absolute Stabilität seines Kniegelenkes angewiesen. Jede Unsicherheit kann zum Fehltritt führen und einen metertiefen Absturz mit weitreichenden Folgen für Leben und Gesundheit auslösen. Ich empfehle Patienten, die körperlich schwere oder gefährliche Arbeiten ausführen müssen, den Beruf zu wechseln. Am besten ist eine Umsetzung im gleichen Betrieb. Sofern kein geeigneter Arbeitsplatz zur Verfügung steht, sollte ein Antrag auf Umschulung beim Arbeitsamt gestellt werden. Die Umschulung vermeidet eine Schädigung durch die bisherige Berufstätigkeit und sichert den weiteren Lebensweg sozial ab. Dem Antrag ist ein Attest des behandelnden Arztes beizulegen, aus dem hervorgeht, daß die bisherige Arbeit nicht mehr ausgeführt werden kann. Das Arbeitsamt veranlaßt daraufhin eine arbeitsmedizinische Untersuchung, um sich einen Eindruck von der verbliebenen Leistungsfähigkeit zu machen und gemeinsam mit dem Rehabilitanten einen geeigneten Beruf auszuwählen. Die Kosten der Umschulung und die Sicherung des Lebensunterhaltes werden vom Arbeitsamt übernommen. Über die Höhe der monatlichen Unterstüzung gibt jedes Arbeitsamt Auskunft.

Neben der inneren Stabilisierung durch eine Operation kann das Kniegelenk auch von außen gestützt werden. Sofern die Instabilität nur leicht ist, reicht oftmals eine leichte Kniekappe mit seitlicher Spiralfeder- oder Scharnierverstärkung, die nur einen geringen stützenden Effekt hat, den Patienten aber daran erinnert, mit seinem Knie vorsichtig umzugehen. Wirksamer sind Knieorthesen, die das Knie über eine seitliche Führungsschiene und eine Zahnradkonstruktion stützen und die Bewegung steuern. Durch aufwendigere Hilfsmittel lassen sich auch ausgeprägte Bandinstabilitäten sicher kompensieren. Die neueren Konstruktionen sind leicht und können sowohl bei der Arbeit als auch beim Sport eingesetzt werden (Abb. 21).

Meniskusverletzungen

Eine ausführliche Schilderung über Entstehungsursache, Symptome und Behandlung der Meniskusverletzungen finden Sie auf den Seiten 34–41. Die Kombination von Band- und Meniskusverletzungen führt zu einer noch stärkeren Beeinträchtigung der Stabilität als die alleinige Bandverletzung, da die Knorpelscheiben ein übermäßiges Verschieben der Oberschenkelrollen auf dem Schienbeinkopf verhindern. Schwerwiegende Folgen hat die Zerstörung des Innen- und Kreuzbandes, weil dabei gleichzeitig der Meniskus aus seiner Verankerung gerissen wird. Im englischen Sprachraum bezeichnet man diese Fälle zu Recht als

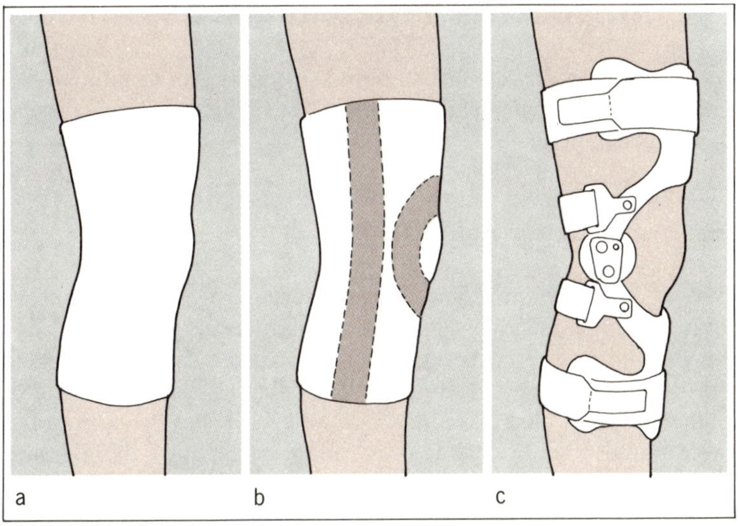

Abb. 21 Hilfsmittel zur Kompression und Stützung des Kniegelenks.
a) Einfache Gummikniekappe.
b) Kniebandage mit seitlicher Verstärkung und Silikonpolster.
c) Knieorthese zur Stabilisierung bei ausgeprägter Bandlockerung.

»unhappy triad« (unglückliche Dreifachverletzung). Angesichts der Schwere der Verletzung wird man sich zum operativen Eingriff entschließen. Da die Operation kompliziert ist und ein hohes Maß an Erfahrung erfordert, empfiehlt es sich, einen solchen Eingriff in einer darauf spezialisierten chirurgischen oder orthopädischen Klinik durchführen zu lassen. Abteilungen, die täglich Bandverletzungen versorgen und diesen Eingriff »routinemäßig« durchführen, blicken in der Regel auf bessere Behandlungsergebnisse zurück. Entscheidend ist hierbei nicht die Größe des Krankenhauses: Ich kenne kleinere Häuser, bei denen der Operateur sich auf Sportverletzungen spezialisiert hat und hervorragende Ergebnisse nachweisen kann.

Knöcherne Verletzungen des Kniegelenks

Durch direkte oder indirekte Gewalteinwirkungen können die Kniescheibe, die Oberschenkelrollen, der Schienbeinkopf oder das Wadenbeinköpfchen brechen.

Bruch der Kniescheibe

Wenn wir mit dem ganzen Körper zu Fall kommen, werden wir versuchen, uns möglichst günstig abzufangen. Bevor wir mit den Händen den Boden berühren, übernehmen die Knie die Aufgabe eines »Stoßdämpfers«. Stürzen wir dabei unglücklich oder ist der Boden aus Stein bzw. schlagen wir an eine Ecke an, dann hält die Kniescheibe dem Druck nicht mehr stand und bricht. Relativ unkompliziert ist die Behandlung des einfachen Querbruchs, durch den die Kniescheibe in zwei Teile zerlegt wird. Wesentlich ungünstiger sind sternförmige- oder Trümmerbrüche der Kniescheibe, hierbei »zerbröselt« die Kniescheibe in viele kleine Teile. Die Schmerzen sind sehr ausgeprägt, die Diagnose läßt sich bereits bei der körperlichen Untersuchung vermuten: Das Knie ist stark geschwollen, der Unterschenkel kann nicht mehr gestreckt werden. Häufig findet sich eine Prellmarke vor der Kniescheibe. Untersucht man die Kniescheibe, dann findet sich zwischen den Bruchfragmenten eine Lücke. Im Röntgenbild erkennt man deutlich die Bruchlinien. Der körpernahe und körperferne Anteil der Kniescheibe klaffen durch den Zug der Muskulatur auseinander.

Die Behandlung des Kniescheibenbruches

Noch vor einigen Jahrzehnten war die Therapie des Kniescheibenbruches schwierig und mit vielen Komplikationen behaftet. Während sich fast alle Knochen des Menschen sehr gut mit Gips und Schienen behandeln lassen, ist das bei der Kniescheibe nicht der Fall. Da die Muskulatur des Ober- und Unterschenkels die Bruchstücke auseinanderzieht, fehlt ihnen bei der einfachen Ruhigstellung im Gips der innige Kontakt, der für die Knochenheilung notwendig ist. Würde man einen Kniescheibenbruch nur mit einem Gipsverband behandeln, dann bliebe der Bruchspalt bestehen und es entstünde ein Falschgelenk mit einer bleibenden Streckbehinderung des Knies. Um diese schwerwiegende Beeinträchtigung zu verhindern, muß der Kniescheibenbruch operiert werden. Hierzu wird die Haut seitlich oder über der Kniescheibe eröffnet und der Bruch freigelegt. Dann werden die beiden Fragmente mit zwei Stahlstiften aufgefädelt und einer Metall-

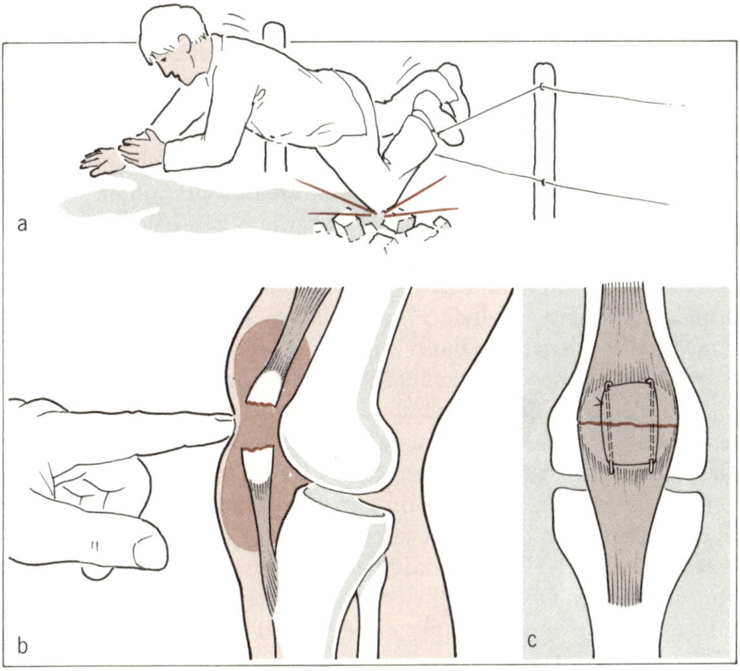

Abb. 22 a) Der Kniescheibenbruch entsteht durch einen direkten Sturz.
b) Der große Oberschenkelmuskel zieht die Bruchfragmente auseinander.
c) Die operative Behandlung mit speziellen Nägeln und Drähten fügt die Bruchteile zusammen.

schlinge aneinandergefesselt. Man spricht von einer Zuggurtungsoperation. Sie können das Ergebnis auf dem obenstehenden Bild sehen (Abb. 22 a/c). Viel schwieriger ist die Rekonstruktion der Kniescheibe, wenn ein Trümmerbruch vorliegt. Die Prinzipien der Operation bleiben jedoch gleich.

Der Patient darf bereits wenige Tage nach dem Eingriff das Knie vorsichtig bewegen. Hierbei wird ihm ein(e) Krankengymnast/in helfen, der/die das Bein führt, um die Beugung und Streckung zu erleichtern. Ist die Wunde verheilt und hat sich der Operateur durch ein Röntgenbild versichert, daß die Kniescheibe korrekt wiederhergestellt wurde, dann darf der Patient die ersten Gehversuche machen. Durch die Drahtumschlingung bleibt die Kniescheibe auch bei der Bewegung stabil. Die Bruchfragmente können sich nicht gegeneinander verschieben. Natürlich muß sich der Patient bis zur völligen Ausheilung, etwa zehn bis zwölf Wochen nach dem Unfall schonen. Er ist allerdings schon frühzeitig in der Lage zu gehen und eine sitzende Tätigkeit aufzunehmen. Nach einem halben bis einem Jahr werden die Drähte und Schlingen entfernt. Hierzu reicht ein stationärer Aufenthalt von wenigen Tagen aus.

Das langfristige Ergebnis hängt von der Schwere der Verletzung und den Möglichkeiten der operativen Rekonstruktion ab. War es möglich, den Bruch exakt zu stellen, so daß weder eine Stufe noch ein Knorpeldefekt in der Gelenkfläche blieben, dann kann man hoffen, daß der Patient die volle Beweglichkeit und Belastbarkeit wiedergewinnt. Ließ sich eine Stufenbildung nicht verhindern oder blieben Defekte in der Rückfläche der Kniescheibe bestehen, dann muß die weitere Entwicklung abgewartet werden. Das Kniescheibenrückflächen-Oberschenkelrollen-Gelenk bleibt in diesem Fall eine Schwachstelle und der Betroffene muß alles vermeiden, was einen Verschleiß begünstigen könnte. Da es darauf ankommt, den Druck zwischen Kniescheibenrückfläche und Oberschenkelrolle möglichst gering zu halten, sollte man mit Kniebeugen, Bergwanderungen und Sprungsportarten besonders vorsichtig sein. Die Empfehlungen, die ich im Kapitel über die Chondropathia patellae und die Arthrose des Kniescheibenrückflächen-Oberschenkelrollengelenkes gegeben habe, gelten sinngemäß auch nach einem komplizierten Kniescheibenbruch.

Kindliche Knochenverletzungen

Brüche der Wachstumsfugen

Im Gegensatz zum Erwachsenen, bei dem der gelenknahe Oberschenkel und der Schienbeinkopf sehr belastbar sind, muß der kindliche Knochen als relativ verletzungsanfällig gelten. Das hängt mit dem unterschiedlichen Aufbau zusammen. Das kindliche Wachstum geht von gelenknah liegenden knorpligen Fugen aus, die eine weiche Grundsubstanz bilden, die erst im Laufe der Zeit verknöchert. Diese »Wachstumsfugen« und der angrenzende neue Knochen sind nur mäßig belastbar. Bereits eine relativ geringe Gewalteinwirkung reicht, um einen Bruch oder eine Verschiebung der Fuge hervorzurufen. Meistens liegt eine Kombinationsverletzung von Knochen und Wachstumsfuge vor, bei der sich ein Knorpel-Knochenstück verschiebt (Abb. 23).

Da das Längenwachstum bei offenen Wachstumsfugen noch nicht abgeschlossen ist, kann die Verletzung schwerwiegende Folgen haben. Wird der Bruch oder die Verschiebung nicht exakt rekonstruiert, so können

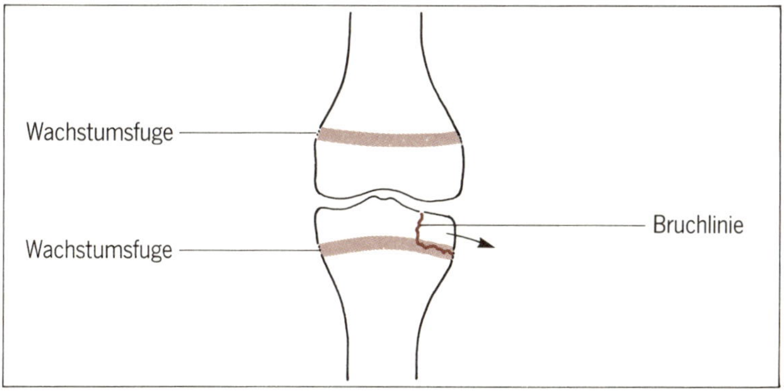

Abb. 23 Das kindliche Kniegelenk ist durch Bruch der Wachstumsfuge besonders gefährdet.

Wachstumsstörungen entstehen, die die scheinbar geringfügige Verletzung bei weitem an Schwere übertreffen.

Therapie der Brüche der Wachstumsfugen

Für den Orthopäden oder Chirurgen ist die kindliche Wachstumsfugenverletzung eine besondere Herausforderung. Er wird versuchen, eine möglichst exakte Einpassung des Bruchstückes vorzunehmen. Optimal ist die konservative Behandlung, bei der eine weitere Störung der Fuge vermieden wird. Läßt sich der Bruch jedoch nicht konservativ richten, so muß ein operativer Eingriff vorgenommen werden. Der Operateur wird den verletzten Gelenkanteil mit Metallstiften anheften. Da die Heilungsvorgänge beim Kind sehr schnell ablaufen, können die Drähte bereits nach wenigen Wochen wieder entfernt werden. Glücklicherweise hinterlassen nur die wenigsten Verletzungen der Wachstumsfuge eine bleibende statische Fehlstellung, so daß die Heilungsaussichten günstig sind. Da der Bruch eine erhöhte Durchblutung und Stoffwechselversorgung auslöst, wird das Wachstum besonders angeregt. Dadurch kann das verletzte Bein etwas länger als die Gegenseite werden. Sofern sich eine deutliche Beinlängendifferenz von über einem Zentimeter ausgebildet hat, sollte das kürzere Bein durch eine Einlage mit einem Keil von 0,5 bis 1 cm oder eine Absatzerhöhung ausgeglichen werden. Mit dieser geringfügigen Korrektur wird der Entstehung von statischen Wirbelsäulenbeschwerden vorgebeugt.

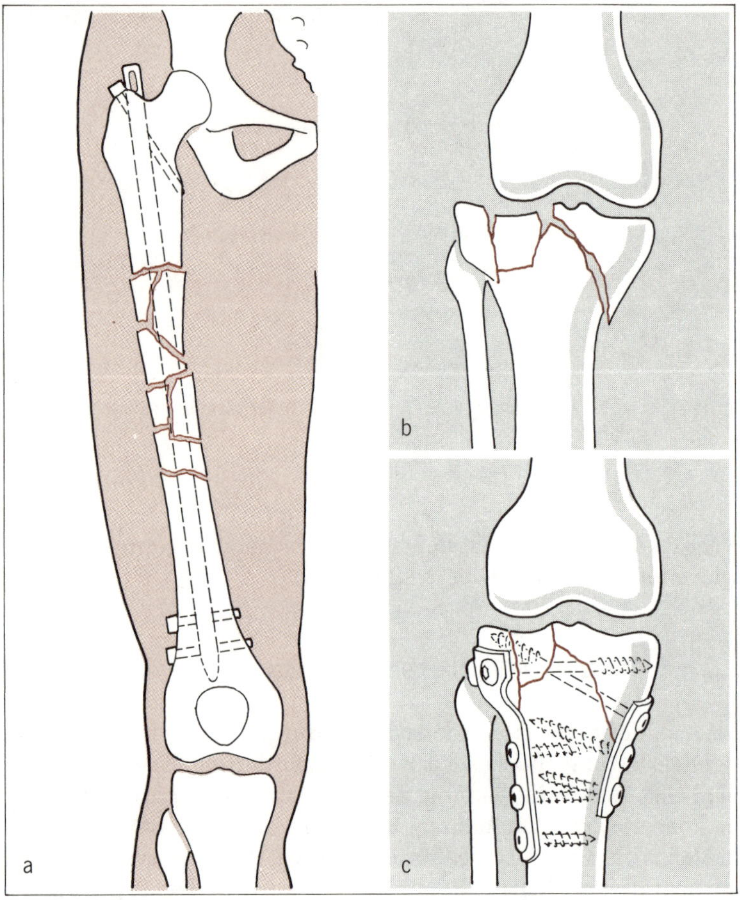

Abb. 24 a) Brüche des Oberschenkels können innerlich durch einen »Marknagel« geschient werden.
b, c) Gelenknahe Brüche der Oberschenkelrolle und des Schienbeinkopfes werden mit Schrauben und Platten rekonstruiert.

Brüche des Oberschenkels und Schienbeinkopfes im Erwachsenenalter

Im Erwachsenenalter, zwischen dem 20. und 50. Lebensjahr, verfügt der Knochen über eine außerordentliche Festigkeit. Nur bei einer extremen oder sehr ungünstigen Gewalteinwirkung brechen Schienbeinkopf und Oberschenkelrollen. Dies ist am häufigsten bei Stürzen aus großer Höhe, Verkehrsunfällen oder schweren Skiverletzungen der Fall.

Die Behandlung der Brüche des Oberschenkels und Schienbeinkopfes im Erwachsenenalter

Die Brüche der Oberschenkelrollen, des Oberschenkels und des Schienbeinkopfes werden heute vorzugsweise operativ versorgt. Brüche, die die Mitte des Schienbeins betreffen, lassen sich sowohl konservativ als auch operativ behandeln. Während Brüche des Ober- und Unterschenkelschaftes sehr gut mit einem Marknagel zu versorgen sind und innerhalb kurzer Zeit wieder voll belastbar werden (Abb. 24), ist die Rekonstruktion der gelenknahen Anteile der Knochen erheblich komplizierter. Der Operateur macht sich nach Eröffnung des Kniegelenkes ein genaues Bild über die Verletzung, deren Ausmaß im Röntgenbild nicht immer voll zu erkennen ist. Er wird danach die Knochenteile korrekt nebeneinanderstellen und die Fragmente mit Platten und Schrauben befestigen. Besonders aufwendig ist dieser Eingriff am Schienbeinkopf. Auf ihm lastet später wieder das ganze Gewicht von Rumpf und Oberschenkel. In der Gelenkfläche des Schienbeinkopfes dürfen keine Stufen verbleiben.

Der Schienbeinkopf ist von der Natur in einer »Leichtbauweise« konstruiert worden. Seine knöcherne Struktur läßt sich mit der eines Schwammes vergleichen. Durch den wabenförmigen Aufbau des Knochens kann mit einer minimalen Menge an Substanz eine maximale Stabilität erreicht werden. Bricht die Wabenstruktur ein, dann werden die winzig kleinen knöchernen Trennwände so stark zusammengedrückt, daß es nicht mehr möglich ist, sie wieder in die alte Position zu bringen. Der Operateur kann zwar den Rindenknochen und die Gelenkflächen wieder korrekt stellen, die Substanzdefekte des wabigen Knochenmarks müssen aber anderweitig aufgefüllt werden. Häufig bedient man sich dazu der Knochenübertragung. Am besten und einfachsten ist es, körpereigene Knochen zu nehmen. Der Patient wird vor dem Eingriff gefragt, ob er der Knochenentnahme aus dem Beckenkamm und einer Transplantation in den gebrochenen Schienbeinkopf zustimmt. Hierzu wird ein kleiner Schnitt über dem

Beckenkamm gemacht und danach soviel Knochenmark entnommen, wie zur Unterfütterung des Schienbeinkopfes notwendig ist. Die Knochenentnahme hat für das Becken keine nachteiligen Folgen. Der übertragene Knochen wächst im Laufe der kommenden Monate ein. Der Patient muß wissen, daß er das Bein bis zum Zeitpunkt der völligen Einheilung, die länger als drei Monate dauern kann, nicht belasten darf. Tritt er mit seinem ganzen Körpergewicht auf das operierte Bein, dann wird der übertragene Schwammknochen wieder zusammengedrückt und der Eingriff war umsonst. Der Schienbeinkopf sinkt ein und es entsteht ein X- oder O-Bein, das nur durch einen erneuten operativen Eingriff begradigt werden kann.

Während der Heilungsphase darf der Patient mit zwei Gehstützen unter Benutzung des gesunden Beines laufen. Der Fuß der erkrankten Seite wird allenfalls ohne Belastung abgerollt. Die krankengymnastische Therapie ergänzt die Nachbehandlung.

Nach einem Schienbeinkopf- oder Oberschenkelrollenbruch kann die Belastbarkeit für vorwiegend stehende Arbeiten herabgesetzt bleiben. Wenn Sie selber von einer derartigen Verletzung betroffen sind, sollten Sie alle diesbezüglichen Fragen mit Ihrem Arzt besprechen. Können Sie Ihren Beruf nicht wieder aufnehmen, so sollten Sie einen Antrag auf berufliche Rehabilitation (Umschulung) beim Arbeitsamt stellen.

Der Schienbeinkopfbruch des älteren Menschen

Im Alter ist der Schienbeinkopf besonders bruchgefährdet. Die Knochensubstanz nimmt ähnlich wie die Muskulatur im Laufe des Lebens ab. Es handelt sich hierbei um einen normalen Vorgang. Sie werden weder einen 70jährigen Mann noch eine gleichaltrige Frau sehen, die mit großen Muskelpaketen beladen sind. Dagegen ist der muskuläre Habitus bei 20- bis 30jährigen Sportlern nichts Besonderes. Kein Mensch würde deshalb auf den Gedanken kommen die grazilere Muskulatur des älteren Menschen als krankhaft anzusehen. Der Körper paßt sich der geringeren Belastung an. Mit der Verminderung der Knochendichte wächst jedoch die Gefahr eines Bruches. Sie wissen, daß Menschen in hohem Lebensalter sich leicht das Handgelenk (die Speiche) oder den Oberschenkelhals brechen. Nicht ganz so häufig, aber ebenso bedeutsam sind die Eindrückbrüche des Schienbeinkopfes. Hierzu reicht manchmal »ein Fehltritt« aus. Stellen Sie sich vor, ein 70jähriger Mensch übersieht einen Bordstein, er will normal auftreten, findet aber keinen Halt und verliert das Gleichgewicht. Er kommt auf der 15 cm tiefer gelegenen Straße unkontrolliert mit seinem Fuß auf. Dabei wirkt das gesamte Körpergewicht über die Oberschenkelrollen auf den Schienbeinkopf ein, der der Gewalt nicht standhalten kann und bricht. Senkt sich das Schienbeinplateau nur geringfügig, dann kann eine nichtoperative Behandlung versucht werden. Wurde der Schienbeinkopf einen ½ Zentimeter oder mehr eingedrückt, dann sollte der Bruch auch in höherem Alter operativ versorgt werden. Wie beim jüngeren Menschen wird man nicht immer ohne eine Knochenübertragung auskommen. Der Bruch wird wiederum mit Klammern und Schrauben fixiert. Während das Material im jugendlichen Alter nach ein bis zwei Jahren entfernt wird, kann man es bei einem älteren Menschen belassen, um ihm einen zweiten Eingriff zu ersparen.

Kniescheibenverrenkung – Patellaluxation

Während der Schienbeinkopf und die Oberschenkelrollen durch vier feste Bänder und eine sehr kräftige Gelenkkapsel miteinander verbunden sind und kaum jemals komplett verrenken, ist die Kniescheibe relativ mobil. Sie ist an den sehnigen Fasern des großen Oberschenkelmuskels aufgehängt, die sie einfassen und sich in der Kniescheibensehne, die zur Schienbeinrauhigkeit zieht, vereinigen. Wenn Sie Ihr Bein ganz durchstrecken, dann können Sie die Kniescheibe zwischen Daumen und Zeigefinger nehmen und sie nach innen oder außen um gut 1½ cm verschieben. Diese seitliche Beweglichkeit ist notwendig, damit die Kniescheibe sich in der Beugung optimal an die Oberschenkelrollen anpassen kann. Wegen des großen Bewegungsspielraums ist sie besonders leicht verletzlich. Wirkt eine Gewalt von der Seite auf die Kniescheibe ein, dann kann sie über die Oberschenkelrollen herausgedrückt werden und nach innen oder außen »verrenken«. Diese, in der Fachsprache mit dem Begriff Luxation bezeichnete Verletzung, verändert das Aussehen des Knies. Die Kniescheibe befindet sich nicht mehr vor dem Knie, sondern ist an die Innen- oder Außenseite gerutscht (Abb. 25).

Die Behandlung der Kniescheibenverrenkung

Um den Schmerz zu beseitigen und den Knorpel vor einer weiteren Schädigung zu bewahren, muß die Kniescheibe rasch wieder eingerenkt werden. Auch ein mit Erster Hilfe vertrauter Laie (Übungsleiter, Sportkollege) kann versuchen, die Kniescheibe mit dem Daumen und Zeigefinger zu fassen und sie wieder in die Gleitbahn hineinzudrücken. Dieser Versuch wird allerdings nur dann gelingen, wenn der Schmerz nicht zu stark und die

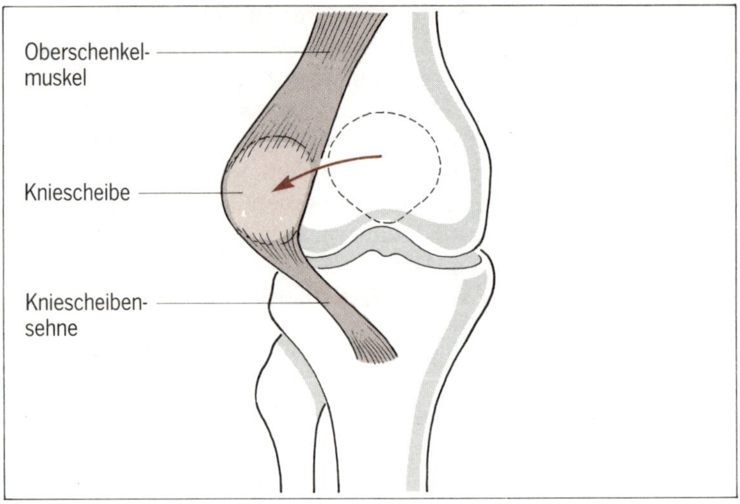

Abb. 25 Kniescheibenverrenkung nach außen.

Spannung, unter der die Kniescheibe steht, nicht zu hoch ist. Andernfalls muß die Einrichtung in Narkose durchgeführt werden. Auch wenn das Einrenken bereits auf dem Sportplatz gelang, sollte ein Arzt aufgesucht werden, um weitere Verletzungen auszuschließen und eine Behandlung einzuleiten. Ist die Kniescheibe das erste Mal herausgesprungen, dann wird ein Gips angelegt, um die verletzten Gelenkstrukturen ausheilen zu lassen und die Gefahr einer erneuten Verrenkung zu verringern. Leider ist die erste Luxation nicht selten von weiteren Verrenkungen gefolgt, ohne daß ein Unfallereignis vorliegt. Manchmal reicht schon eine Kniebeuge oder das Einsteigen in eine Straßenbahn. Man spricht dann von einer gewohnheitsmäßigen Verrenkung. Da bei der ersten Luxation diejenigen Fasern, die die Kniescheibe nach innen und außen zügeln, verletzt wurden, kann die Kniescheibe immer wieder ihre Gleitbahn verlassen und aus dem Gelenk herausspringen. Bei der gewohnheitsmäßigen Verrenkung reicht eine Gipsbehandlung nicht aus. Die Kniescheibe muß operativ freigelegt werden, damit die verletzten Fasern vernäht werden können. Um mit höherer Wahrscheinlichkeit ein erneutes Herausspringen zu verhindern, kann die Zugrichtung der Kniescheibensehne nach innen verlagert werden. Hierzu wird der Bandansatz mit der Schienbeinrauhigkeit aus dem Knochen ausgesägt, angehoben und etwas nach innen versetzt neu verschraubt. Da es sich um einen knöchernen Eingriff handelt, muß mit einer Rekonvaleszenz von sechs bis zwölf Wochen gerechnet werden. Die Schul- oder Arbeitsfähigkeit tritt jedoch früher ein.

War ein operativer Eingriff nicht erforderlich, so geht der Wiederaufnahme des Sport ein intensives Training der Oberschenkelmuskulatur voraus, um die Kniescheibe »im Zaum zu halten«. Mit krankengymnastischer Hilfe kann man ganz gezielt die Teile des Oberschenkelmuskels auftrainieren, die die Kniescheibe in ihrer Gleitrinne halten. Als ungünstig sind Sportarten anzusehen, bei denen häufiger eine Außendrehung des Fußes mit einer Beugung im Knie kombiniert ist. Hierbei wird die Kniescheibe nach außen gezogen und kann erneut über die Oberschenkelrollen gleiten (z. B. Ballett, Jazztanz, Kampfsportarten wie Judo und Karate usw.). Bei vorsichtigem Verhalten sind die Heilungsaussichten nach konservativer oder operativer Behandlung günstig.

Eine Besonderheit ist die Kniescheibenverrenkung im Kindesalter. Tritt bereits in früher Jugend, im Alter von 8 bis 15 Jahren, eine Kniescheibenverrenkung auf, dann wird man das Knie sorgfältig untersuchen müssen, um eine mangelnde Anlage des Kniescheibengleitlagers oder einen Drehfehler des Beines erkennen zu können. Liegt ein solcher Außendrehfehler oder eine anlagebedingte Minderentwicklung der äußeren Oberschenkelrolle vor, wird die Kniescheibe bei stärkerer Beugung immer nach außen gezwungen. Es bedarf nun gar keines Unfalles mehr, um sie aus dem Gelenk gleiten zu lassen. Da durch wiederholte Verrenkungen eine Schädigung des Knorpels eintreten kann, muß hier unbedingt für Abhilfe gesorgt werden. Man wird in solchen Fällen, um eine operative Behandlung, die die Kniescheibe stabilisiert, nicht umhinkommen. Nach der Operation muß das Bein für einige Wochen mit Gehstützen bzw. im Gips entlastet werden. Nach ca. drei Monaten ist der Heilungsprozeß weitgehend abgeschlossen.

Der freie Gelenkkörper – Gelenkmaus

Infolge von Verletzungen oder Erkrankungen kann sich aus der Oberschenkelrolle, dem Schienbeinkopf oder der Kniescheibe ein kleines Knorpelknochenfragment lösen. Dies ist zum Beispiel der Fall, wenn eine schräg auf das Gelenk einwirkende Kraft ein Stückchen Knorpel mit dem darunter liegenden Knochen absprengt. Die Teilchengröße schwankt zwischen wenigen Millimetern-, Markstück- oder sogar Fünfmarkstückgröße. Es »schwimmt« als »freier Körper« (Maus) im Gelenk. Sofern das Fragment klein ist, kann es an die Seite des Gelenkes rutschen. Hat der Patient Glück, dann verfängt es sich an den Zotten der Gelenkinnenhaut und wächst dort fest. Das Knie hat den freien Körper »unschädlich« gemacht. Häufiger bereitet die Gelenkmaus Probleme. Sie können sich vorstellen, daß ein loses Teil »wie Sand im Getriebe« wirkt und die Gelenkmechanik ganz erheblich beeinträchtigt. Klemmt es sich zwischen Oberschenkelrolle und Schienbeinkopf ein, dann bewegen sich diese beiden Knochen nicht mehr gegeneinander, das Gelenk blockiert. Die Beschwerden sind ganz ähnlich wie bei einem Einriß des Meniskus. Der Körper kann sich immer wieder für kurze Zeit einklemmen und erneut lösen. Der Patient ist meistens in der Lage das Gelenk gangbar zu machen, indem er den Unterschenkel »ausschüttelt«. Das Knorpelknochenteil schwimmt nun erneut frei im Gelenk, bis es sich wieder einklemmt. Die Blockierungen schädigen den Knorpel, der durch den freien Körper gequetscht wird (Abb. 26).

Neben Verletzungen kann der freie Gelenkkörper auch aus einer Krankheit des Kindes- und Jugendalters, der Osteochondrosis dissecans entstehen. Bei dieser Krankheit wird ein kleiner Teil des Knochens nicht durchblutet und stirbt ab. Im Laufe der Zeit lockert sich der über dem Knochen liegende Knorpel, und das Knorpelknochenfragment wird in das Gelenk abgestoßen. Näheres zu dieser Krankheit finden Sie in dem Kapitel »Osteochondrosis dissecans« (s. S. 121).

Die Behandlung des freien Gelenkkörpers

Schildert ein Patient wiederkehrende Einklemmungen, dann kommt als Ursache entweder ein freier Gelenkkörper oder eine Meniskusschädigung in Frage. Am elegantesten ist es, den Gelenkkörper durch eine Kniegelenkspiegelung zu entfernen. Der Arzt kann das gesamte Gelenk inspizieren, das Knorpelknochenteil mit einer kleinen Zange fassen und herausziehen. Er wird versuchen, auch den Ursprungsort der *Gelenkmaus* zu finden. Liegt dieses sogenannte Mausbett außerhalb derjenigen Gelenk-

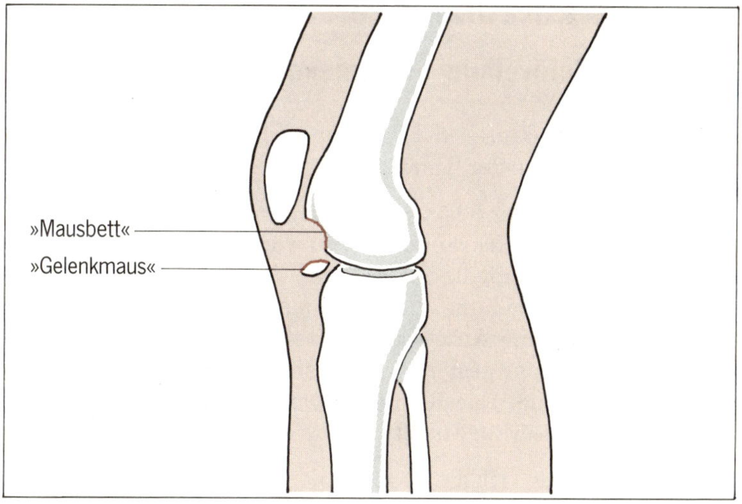

Abb. 26 Freier Gelenkkörper.

anteile, die im Stehen belastet werden, und ist die Knorpelwunde bereits mit einem narbigen Faserknorpel ausgefüllt, dann ist der Eingriff mit der Entfernung des freien Körpers abgeschlossen. Liegt der Krankheitsherd in der Hauptbelastungszone, dann muß sich der Operateur überlegen, ob er den freien Gelenkkörper wieder einpflanzt oder versucht, die Belastbarkeit des Gelenkes mit anderen operativen Mitteln zu verbessern. Dabei stehen ihm verschiedene Möglichkeiten zur Verfügung: Er kann den freiliegenden Knochen zur besseren Regeneration anbohren und damit die Bildung eines Narbengewebes unterstützen. Ein größerer operativer Aufwand ist die Knorpelverpflanzung. Eine solche Transplantation wird man dann durchführen, wenn der Defekt relativ groß ist. Der Knorpel kann mit dem darunterliegenden Knochen vom hinteren Teil der Oberschenkelrolle entnommen und in den geschädigten Bezirk übertragen werden. Die Einheilung des Knorpelknochen-Transplantates kann mehrere Monate in Anspruch nehmen. Das Gelenk darf während dieser Zeit nicht belastet werden. Je nach Größe und Herkunftsort des freien Körpers und des verbliebenen Defektes sind die Heilungsaussichten ganz unterschiedlich. Allgemeine Aussagen lassen sich nicht machen.

Die Entzündungen am Knie

Die Schwellung der Kniekehle (Kniekehlenzyste)

»Herr Doktor, ich kann gar nicht mehr in die Knie gehen, es spannt so in der Kniekehle.«

Die Klage der 50jährigen Patientin gibt mir einen Hinweis auf Ort und Ursache ihrer Erkrankung. Von vorne sieht das Kniegelenk völlig unauffällig aus. Betrachte ich dagegen die Kniekehle, dann erkenne ich eine deutliche Vorwölbung, die sich von der Umgebung abhebt. Die Untersuchung ergibt keine Anzeichen für weitere Schädigungen. Die Funktion des Gelenks ist nicht gestört, ich ertaste nur eine prall-elastische Schwellung der Kniekehle. Das Röntgenbild zeigt auf der seitlichen Aufnahme lediglich eine verstärkte Strukturdichte der Weichteile.

Wie lassen sich die Beschwerden der Patientin erklären?

Die Gelenkinnenhaut bildet Flüssigkeit, um den Reibungswiderstand möglichst gering zu halten. Bei einer erhöhten Produktion kann sich die Gelenkkapsel nach hinten auswölben. Während beim Sitzen und beim normalen Gehen keine Beschwerden auftreten, macht sich die Vorwölbung vor allem in der Hocke bemerkbar. Wir können uns die Schwellung wie ein kleines Wassersäckchen vorstellen, das aus den Strukturen der hinteren Gelenkkapsel in die Weichteile tritt. In der medizinischen Fachsprache wird sie als Baker-Zyste bezeichnet.

Der Arzt kann versuchen, die Flüssigkeit mit einer kleinen Nadel zu punktieren. Hierbei werden bis zu 100 Milliliter einer bernsteinfarbigen viskösen Substanz gewonnen. Nicht immer geht die Zyste von der Gelenkkapsel aus. Manchmal befindet sich ihr Ursprung im Sehnengleitgewebe oder den umgebenden Schleimbeuteln der rückwärtigen Oberschenkelmuskulatur (Sehnen des *Muskels semimembranosus, M. semitentinosus, M. biceps femoris)*. Der erkrankte Schleimbeutel produziert übermäßig viel Flüssigkeit und dehnt sich dadurch weit über seinen normalen Umfang bis in die Kniekehle aus. Die körperliche Untersuchung reicht nicht aus, um den Ursprung der Zyste sicher festzustellen. Mit Hilfe der Ultraschalldiagnostik lassen sich Größe, Lage und Ausgangsort der Zyste bestimmen. In manchen Fällen ist eine zusätzliche Röntgenaufnahme erforderlich, bei der ein Kontrastmittel in das Kniegelenk injiziert wird und Ausstülpungen der Kapsel sichtbar werden. Die Ursache der Flüssigkeitsansammlung der Kniekehle ist in den meisten Fällen nicht bekannt. Neben der abnormen Gewebewasserbildung muß man Alterungsvorgänge des Sehnen- und Kapselgewebes annehmen. Bei einem kleinen Teil der Patienten führen eigen-

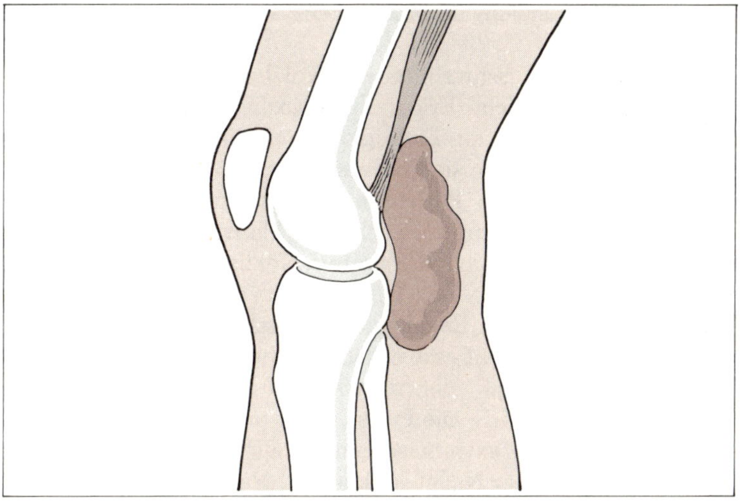

Abb. 27 Die Kniekehlenzyste geht von der Gelenkkapsel oder dem Sehnengleitgewebe aus.

ständige Krankheiten zu der Kniekehlenschwellung. So gehen rheumatische Entzündungen häufig mit einer vermehrten Flüssigkeitsbildung der Gelenkschleimhäute, die sich durch die Erkrankung zottenförmig verdickt haben, einher. Die Innenhaut schwitzt einen entzündlichen Erguß aus und verdrängt die benachbarten Strukturen. Für den Arzt ist die Unterscheidung zwischen alterungsbedingter und entzündlicher Schwellung der Kniekehle mit Hilfe einer Blutuntersuchung möglich. Entzündliche Krankheiten sind durch eine Erhöhung der Blutkörperchensenkungsgeschwindigkeit (BSG, BKS) und oftmals durch einen »Rheumafaktor« charakterisiert (s. S. 112). Die rheumatisch verursachten Zysten sind häufig schlecht zu punktieren, da ihr Inhalt dickflüssig, flockig und geleeartig geronnen sein kann. Die Nadel ist zu dünn um das Sekret zu entfernen.

Die Behandlung der Kniekehlenzyste

Sofern die Schwellung der Kniekehle nur gering ausgeprägt ist und keine entzündliche Erkrankung vorliegt, kann abgewartet werden. Manchmal bildet sich die Flüssigkeit von alleine zurück und die Vorwölbung verschwindet, wie sie gekommen ist. Ist die Behinderung deutlicher und bereitet sie dem Patienten bereits im Sitzen oder beim Gehen Beschwerden, dann empfehle ich eine Punktion. Nach Entfernung der Flüssigkeit können einige Milligramm Kortison in die Zyste gegeben werden (z. B. 25 mg Prednisolon). Während sich die Zyste bei alleiniger Flüssigkeitsentnahme in der Regel wieder rasch mit Gewebeflüssigkeit füllt, hemmt das Medikament eine erneute Schwellung. Bei etwa der Hälfte der Patienten ist die ein- oder mehrmalige Punktion und medikamentöse Behandlung erfolgreich. Die Punktion ist nicht mit Nebenwirkungen belastet, wenngleich in extrem seltenen Fällen die Möglichkeit der Keimeinschleppung mit der Nadel denkbar ist. Nach der Punktion sind körperliche Belastungen und längeres Hocken und Knien zu vermeiden. Unterstützt wird die Behandlung durch die Einnahme eines Antirheumatikums (z. B. 4–5 Tage Diclophenac oder Indometacin: 3 × 50 mg/Tag nach dem Essen). Das Medikament trägt zur Verkleinerung der Zyste bei.

Eine operative Behandlung ist erforderlich, wenn die konservative Therapie keine Besserung erreichen konnte und der Patient weiterhin unter erheblichen Beschwerden leidet. Bei dem Eingriff wird die Haut über der Kniekehle s-förmig oder quer gespalten. Der Operateur legt die Zyste, die sich wie ein mit Wasser gefüllter Luftballon anfühlt, frei und verfolgt sie bis zu ihrem Ursprung an die Kniegelenkkapsel bzw. das Sehnengleitgewebe. Dort wird sie abgetragen. Die Gelenkkapsel bzw. der Schleimbeutel werden sorgfältig vernäht, um erneutes Austreten von Flüssigkeit zu verhindern. Der operative Eingriff ist relativ einfach, Komplikationen sind nicht zu erwarten. Denkbar ist die Verletzung von Blutgefäßen oder Nerven, die durch die Kniekehle ziehen. Ich selbst habe solche Komplikationen während meiner über zehnjährigen orthopädischen Tätigkeit nie gesehen.

Nach der Operation muß sich der Patient körperlich schonen. Da der Hautschnitt doch etwas größer ist, sollte mit einer Rekonvaleszenz von 6 bis 12 Wochen gerechnet werden. Nach dem Eingriff sind die langfristigen Heilungsaussichten günstig. Sofern keine rheumatisch-entzündliche Erkrankung zur Anschwellung führte, kann man davon ausgehen, daß die Zyste nicht noch einmal auftritt.

Schleimbeutelentzündung (Bursitis praepatellaris)

An den Stellen, an denen Haut und Knochen direkt übereinander liegen, so zum Beispiel vor der Kniescheibe, der Schienbeinrauhigkeit oder dem Ellenbogen, befinden sich Schleimbeutel. Die Schleimbeutel ermöglichen die Verschieblichkeit der Haut gegenüber dem Knochen. Ohne diese Einrichtung würde sich die Haut bei jedem Anstoß oder längerer Belastung durchscheuern oder einreißen. Der Schleimbeutel wird aus einer dünnen, flüssigkeitsproduzierenden Schleimhaut gebildet, die sich doppelwandig zwischen äußerer Haut und Knochen ausspannt. Sie kann im Normalzustand pfennig- bis über fünfmarkstückgroß sein. Im gesunden Zustand bemerken wir den Schleimbeutel nicht. Nach einer ungewohnten Belastung (z. B. langem Knien) können wir uns eine Schleimbeutelreizung zuziehen. Eine solche Entzündung kann auch durch einen Sturz oder das Anschlagen des Kniegelenkes bei einem Autounfall entstehen. Die gequetschte Schleimhaut produziert übermäßig viel Sekret und hebt sich von der Umgebung ab. Bei stärkerer Gewalteinwirkung blutet es in den Schleimbeutel hinein.

Die Behandlung der Schleimbeutelentzündung

Solange die äußere Haut unverletzt bleibt, unterscheidet sich die Behandlung nicht von der einfachen Schleimbeutelentzündung. Ich verordne Umschläge mit Eiswasser oder einem Alkohol-Wasser-Gemisch (s. S. 46). Diese Umschläge sind drei- bis viermal pro Tag zu wiederholen. Das Knie muß geschont werden, am besten ist es, das Bein gestreckt oder nur leicht gebeugt hochzulegen. Sofern der Patient nicht magenempfindlich ist, empfehle ich für kurze Zeit ein Antirheumatikum einzunehmen. Zeigt sich nach etwa einer Woche keine Besserung, dann punktiere ich den Schleimbeutel und entferne die Flüssigkeit in lokaler Betäubung. Danach lege ich einen Druckverband an. Entsteht die Schwellung von neuem, dann kann man im Anschluß an die Punktion 10 mg Prednisolon oder ein anderes Kortisonpräparat einbringen.

Sofern auch danach die Entzündung nicht zurückgeht, sollte der Schleimbeutel operativ entfernt werden. Dafür wird ein kleiner, nur wenige Zentimeter langer Schnitt über oder seitlich des Schleimbeutels angelegt, der Schleimbeutel freipräpariert und aus der Umgebung herausgeschält. Der Patient muß das Knie für einige Wochen nach dem Eingriff schonen und in den ersten Tagen auf jegliche Beugung verzichten. Das Ergebnis der Operation ist sehr gut, mit weiteren Anschwellungen ist nicht zu rechnen.

Der Körper bildet im Laufe der Zeit einen neuen, gesunden Schleimbeutel aus.

Allerdings sollten Personen, die längere Zeit im Knien arbeiten, in Zukunft einen Knieschützer tragen, um eine erneute Reizung des Gewebes zu verhindern. Der Knieschützer verteilt die Last vor der Schienbeinrauhigkeit und der Kniescheibe und vermeidet Druckspitzen.

Entzündungen des Kniegelenks

Die Innenhaut des Knies ist sehr ausgedehnt, sie versorgt das Gelenk mit Nährstoffen. An ihr und dem Knorpel können sich vielfältige Krankheitsprozesse abspielen. Da das Knie sehr hohen Belastungen ausgesetzt ist, wirken sich Entzündungen verschiedenster Ursache bereits frühzeitig durch eine Funktionsbeeinträchtigung oder Schmerzen beim Gehen aus.

Im folgenden erhalten Sie einen **Überblick über die hauptsächlichen Erkrankungen.** Es handelt sich um:

- verletzungsbedingte Entzündungen
- Gicht
- Pseudogicht
- entzündliches Gelenkrheuma – rheumatoide Arthritis
- infektionsbegleitende Entzündungen
- Gelenkentzündung bei der Reiterschen Erkrankung
- Gelenkentzündung bei der Schuppenflechte – Psoriasis
- bakterielle Entzündung durch Keimverschleppung

Verletzungsbedingte Entzündungen

Durch eine Schürf- oder Rißwunde können Krankheitskeime von der Haut in die oberflächennahen Strukturen des Kniegelenkes eingeschleppt werden. Bildet sich eine »Tasche«, das heißt ist die Wunde ausgefranst und unterminiert, dann kann eine sehr unangenehme Infektion entstehen. Nach ein bis zwei Tagen schwillt die Wunde oder sogar das ganze Kniegelenk an, es wird heiß und schmerzt stark. Der Patient hat das Gefühl, daß es in der Wunde »tobt und klopft«. Um die Entzündung rasch zu behandeln, ist dringend die Vorstellung bei einem Unfallarzt oder in der Ambulanz eines Krankenhauses erforderlich.

Die Behandlung verletzungsbedingter Entzündungen

Die Therapie richtet sich nach der Schwere der Erkrankung. Manchmal heilt die Infektion allein durch Ruhigstellung auf einer Schiene und antiseptische Verbände bzw. Umschläge ab. Nicht immer wird sich ein operativer Eingriff vermeiden lassen. Dabei werden die Wundränder geglättet und die Wunde chirurgisch gesäubert. Es kann erforderlich sein, zusätzlich ein Antibiotikum zu verabreichen, um die Bakterien abzutöten und eine Ausdehnung des Krankheitsprozesses zu verhindern. Wichtig ist, die chirurgische Behandlung ohne Verzögerung einzuleiten, damit die Infektion sich nicht auf das ganze Gelenk bzw. den Knochen ausbreitet.

Eine bakterielle Entzündung, die in das Gelenk vordringt, hat weit schwerwiegendere Konsequenzen *(Gelenkempyem)*. Der Patient muß längere Zeit stationär aufgenommen werden. Das Gelenk wird großflächig eröffnet, danach schließt sich eine weitere sehr spezielle chirurgische Therapie an (operative Ausschälung der Gelenkinnenhaut, Einlegen einer antibiotika-haltigen Kugelkette oder Dauerspülung des Gelenkes). Nachdem die Entzündung abgeklungen und die Wunde verheilt ist, wird ein individuell zugeschnittener Nachbehandlungsplan aufgestellt und das Gelenk langsam wieder an eine normale Belastung gewöhnt.

Gicht

Wenn ein 50jähriger, übergewichtiger Patient, der die leiblichen Genüsse nicht verachtet, am Montag früh mit einem geschwollenen und geröteten Knie in die Praxis kommt, kaum laufen kann und über starke Schmerzen, vielleicht sogar Schüttelfrost klagt, dann leidet er wahrscheinlich an einem akuten Gichtanfall. Berichtet er mir, daß er am Wochenende bei Freunden gegrillt und das eine oder andere Glas Bier getrunken habe, so ist die Diagnose fast sicher. Neben dem Knie können auch andere Gelenke, vor allem das Großzehengrundgelenk betroffen sein.

Was ist passiert? Unser Körper muß die aufgenommene Nahrung verarbeiten. Ein Teil wird zur Deckung des täglichen Energiebedarfs verbrannt, ein anderer Teil in Form von Zucker oder Fett auf Vorrat eingelagert. Komplizierter ist der Abbau von Eiweißprodukten, zum Beispiel Käse, Fleisch, Eier usw. Hier müssen die kleinen Eiweißbestandteile gespalten werden, um sie entweder dem eigenen Körper als Bausubstanz einzuverleiben, oder in Form von Fett oder Zucker für schlechtere Zeiten aufzuheben. Im Rahmen dieses Abbauprozesses fällt Harnsäure an, die durch die Niere ausgeschieden wird. Allerdings kann der Körper nur eine gewisse Menge an Harnsäure pro Zeiteinheit verarbeiten. Wird ihm zuviel zugeführt, dann staut sich die Harnsäure und die Konzentration im Blut steigt solange an, bis die Harnsäure in kleinen spitzen Kristallen ausfällt. Diese im Mikroskop wie Nadeln aussehenden, länglich spitzen Kristalle lagern sich am Knorpel, der Gelenkinnenhaut oder anderen Weichteilen des Körpers ab. Sie reizen das umliegende Gewebe stark, das betroffene Gelenk entzündet sich. Der Gichtanfall fesselt den Patienten ans Bett, wegen der Beeinträchtigung des Allgemeinbefindens ist er appetitlos. Mit der Unterbrechung der Nahrungsaufnahme gewinnt der Körper die Möglichkeit den Gichtanfall zu überwinden. Die Harnsäure wird nach und nach verstoffwechselt, ihre Konzentration im Blut und der Gelenkflüssigkeit nimmt ab und die kleinen Kristalle lösen sich auf. Die Entzündung klingt ab, der Gichtanfall ist vorbei. Diese Selbstheilung des Körpers ist nur bis zu einem gewissen Grade möglich, denn wenn dem Körper auch in Zukunft ein Überangebot von Eiweiß zur Verfügung gestellt wird, dann verhindert der hohe Harnsäurespiegel im Blut die Auflösung der Kristalle. Sie bleiben im Gelenk, der Haut oder dem Ohrläppchen liegen und nehmen mit der Zeit immer mehr zu. Dadurch entstehen kleine Gichtknoten (Tophus).

Die Behandlung der Gicht

Der Gichtanfall ist ein Warnschuß der Natur, der uns zur »Umkehr« auffordern soll. Haben wir bisher im Überfluß leben können und uns keine Sorgen um unseren Körper machen müssen, so zeigt der Gichtanfall an, daß wir uns mehr um unsere Gesundheit kümmern müssen.

Der Arzt bestimmt den Harnsäurespiegel im Blut, aus dessen Höhe sich die Schwere der Stoffwechselstörung annähernd abschätzen läßt. Er wird Ihnen eine Diät empfehlen und Ihnen raten, Innereien, Fleisch und größere Mengen von Alkohol zu meiden. Erlaubt sind Gemüse, Wasser, Tee, Geflügel in kleinen Mengen usw. (siehe Tabelle).

Empfohlene Nahrungsmittel: (mit geringem Puringehalt)	Ungeeignete Nahrungsmittel: (mit meist hohem Puringehalt)
Fruchtsäfte, verdünnte Gemüsesäfte, Tee, Kaffee.	Bries, Leber, Niere, Pökelschinken, fette Bratensaucen, Fleischextrakte, Räucherwurst, Wildbret jeglicher Art.
Früchte aller Art.	Sardellen, Ölsardinen, Karpfen, geräucherte Fische, Sprotten.
Milch, Joghurt, Käse.	Schalentiere, Geflügel aller Art.
Butter und Pflanzenmargarine.	Spargel, Spinat, Pilze, Blumenkohl, Hülsenfrüchte.
Gemüse: grüne Salate, alle Kohlarten, Gurken, Rüben, Kürbis, Sellerie, Karotten, Rettich, Zwiebeln, Tomaten.	Alle scharfen Gewürze und stark gesalzenen Speisen.
Eier und Eierspeisen.	Scharfe Saucen und Suppen.
Brot und Teigwaren, Kartoffeln.	Alkohol und Innereien.
Petersilie, Schnittlauch, Basilikum, Thymian, Majoran, Dill, Zitronenmelisse.	

Mit guten Ratschlägen allein läßt sich der akute Gichtanfall nicht meistern. Ein pflanzliches Präparat, der Extrakt der Herbstzeitlose, Kolchizin stoppt den Gichtanfall innerhalb weniger Stunden (Colchicum-Dispert-Dragees). Sie sollten bei einem Anfall alle zwei Stunden ein Dragee nehmen. Die Höchstdosis beträgt 6–7 Stück pro Tag. Sie müssen damit rechnen, Durchfall zu bekommen. Ist dies der Fall, dann reduzieren Sie die Dosis und nehmen die Tabletten in längeren Abständen ein. Bei sehr starken Schmerzen verordne ich ein antirheumatisch wirksames Medikament (z. B. Diclophenac oder Indometazin, maximal 3 × 50 mg). Ist kein Arzt erreichbar, dann können Sie zwei Tabletten Aspirin (ASS) oder Ibuprofen (bis zu 3 × 400 mg) einnehmen. Beide Medikamente sind rezeptfrei in der Apotheke zu erhalten.

Die Behandlung der Gicht darf nach Abklingen der akuten Schmerzen nicht als abgeschlossen angesehen werden. Genauso wichtig ist die Vorbeugung. An erster Stelle steht die Diät. Darüber hinaus sollte ein harnsäuresenkendes Medikament, Allopurinol, eingenommen werden (1 Tablette mit 300 mg/Tag). Wird dieses Mittel nicht vertragen, so kann alternativ Benzbromaron (1 Tablette 100 mg/Tag) zum Einsatz kommen. Allopurinol oder Benzbromaron sind für mindestens einige Wochen einzunehmen. Nach etwa einem Monat ist eine Kontrolle der Harnsäurewerte im Blut angezeigt. Ein Spiegel über 6,0 mg% ist als krankhaft erhöht anzusehen. Liegt der Wert deutlich darunter, dann kann die Dosis probeweise reduziert oder ganz abgesetzt werden. Das wird um so eher gelingen, je mehr Sie auf die Diät achten. Es geht dabei weniger darum, sklavisch kein Fleisch oder keine Leber zu essen, sondern um die Menge. Die Portionen sollten klein sein, und Sie dürfen nach dem Essen nicht das Gefühl haben, daß in Sie »nichts mehr hineinpaßt«. Ist dies der Fall, dann haben Sie sicher zuviel gegessen. Vielleicht ist ein akuter Gichtanfall Anlaß, Ihre bisherige Ernährung und die Küche umzustellen. Auch wenn Sie sich auf kleine Portionen beschränken, können Sie ein Gourmet bleiben.

Die Heilungsaussichten bei der Gicht bestimmen Sie zum überwiegenden Teil selbst. Mit vernünftigem Essen und Trinken, ausreichender Bewegung und, falls erforderlich, wirksamen Medikamenten können Sie Dauerschäden vermeiden.

Pseudogicht – Chondrokalzinose

Der Name verrät bereits, daß es sich um eine Krankheit handelt, die der Gicht ähnlich ist. Ganz typisch ist die folgende Situation: Eine sehr schlanke Dame, die etwa 50 Jahre alt ist, kommt zu mir in die Praxis und berichtet: »Herr Doktor, alle paar Wochen schwillt mein Kniegelenk an, ich nehme dann ein oder zwei Schmerztabletten und nach zwei Tagen ist es wieder dünner, aber genauso schwellen mir auch die Finger und Handgelenke an, ich weiß gar nicht, was ich machen soll. Ich bin schon bei meinem Hausarzt und zwei, drei anderen Ärzten gewesen. Sie haben mir Blut abgenommen und konnten nie etwas feststellen« (Abb. 28).

Ich untersuche das Kniegelenk und erkenne äußerlich eine leichte Schwellung. Sie ist weitaus geringer als bei einer Sportverletzung, das Gelenk ist auch nicht, wie bei der Gicht, überwärmt. Hinweise für einen Schaden des Meniskus oder der Bänder fehlen. Das Röntgenbild gibt mir den ersten Hinweis: Ich kann den Meniskus sehen! Das ist normalerweise nicht der Fall, weil der Meniskus aus Knorpel ist und sich im Röntgenbild nicht abbildet. Erkennt man eine keilförmige oder halbmonförmige Struktur an den äußeren Seiten des Gelenkspalt, dann hat der Meniskus Kalk eingelagert. Sollte das die Lösung des Rätsels sein?

Ich erkläre der Patientin den Befund und sage ihr:

»Leider kann ich Ihnen die Diagnose noch nicht sicher mitteilen, es ist notwendig, etwas Gelenkflüssigkeit zu gewinnen und sie unter dem Mikroskop zu untersuchen. Vielleicht erhalten wir dann weiteren Aufschluß.«

Die Patientin stimmt zu und ich punktiere einige Milliliter einer äußerlich unauffälligen Gelenkflüssigkeit. Unter dem Mikroskop erkenne ich typische Kristalle, die ganz anders als die Gichtkristalle sind. Bei der Gicht sind die Kristalle spitz. Sie stechen in das Gewebe hinein. Ganz anders bei der Pseudogicht. Hier handelt es sich um plump und stumpf geformte Kalziumpyrophosphatkristalle. Sie sind Abbauprodukte des Stoffwechsels, deren Herkunft wir nicht genau kennen. Das Krankheitsbild ist durch wechselnde Gelenkbeschwerden und mäßige Schwellungen gekennzeichnet. Eine Rötung fehlt, entzündliche Veränderungen im Blut lassen sich nicht immer feststellen.

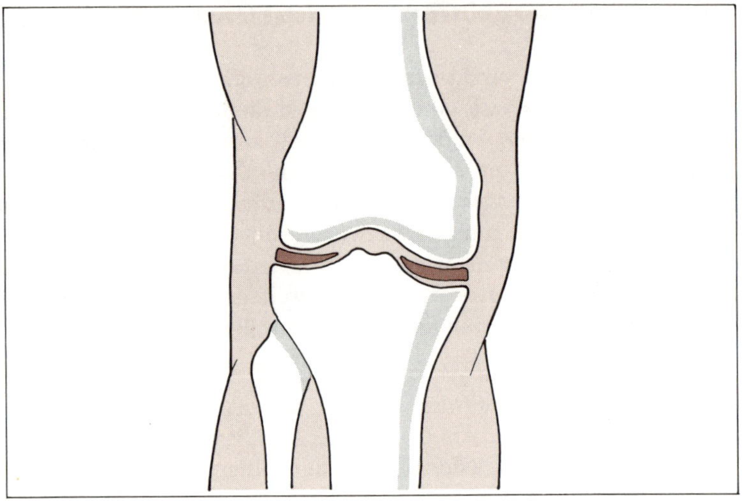

Abb. 28 Meniskusverkalkung bei Pseudogicht (Chondrokalzinose).

Die Behandlung der Pseudogicht

Die Behandlung der Pseudogicht ist unbefriedigender als die der Gicht. Da wir nicht genau wissen, wo der »Fehler« im Stoffwechsel eingebaut ist, wird sich unsere Behandlung vor allem an den Symptomen orientieren. Die Ratschläge sind weit weniger konkret als bei der Gicht. Da Antirheumatika die Schmerzen lindern und die Schwellung günstig beeinflussen, verordne ich für einige Tage ein antirheumatisches Medikament. Versuchsweise kann Aspirin genügen (ASS).

Bleiben dabei die Beschwerden bestehen, dann wird eine längerfristige, niedrig dosierte antirheumatische Therapie erforderlich.

Da vielleicht auch die Lösungsfähigkeit des Blutes für Pyrophosphatkristalle herabgesetzt ist, sollte der Patient möglichst viel Wasser oder Tee trinken, um die Chance einer Ausschwemmung der Stoffwechselprodukte zu erhöhen. Ob sich damit tatsächlich das erhoffte Ziel erreichen läßt, kann ich nicht mit Sicherheit sagen. Ein Schaden ist durch die vermehrte Flüssigkeitsaufnahme nicht zu befürchten.

Die Knie sind bei der *Chondrokalzinose* durch die Entzündungen empfindlicher. Deshalb ist es besonders wichtig, schädigende Faktoren auszuschließen. Zu erwähnen sind ein stärkeres Übergewicht und sportliche Anstrengungen, wie zum Beispiel Sprünge aus der Hocke, starke Drehbewegungen des Kniegelenkes, ausschließliches Sitzen mit angebeugten Beinen usw.

Die Heilungsaussichten bei der Pseudogicht lassen sich nur schwer abschätzen. Häufig kehren die Beschwerden über einen längeren Zeitraum immer wieder. Eine Gelenkzerstörung und Behinderung entstehen jedoch nicht.

Entzündliches Gelenkrheuma – rheumatoide Arthritis

Bis heute ist uns die Ursache des entzündlichen Gelenkrheumas, das als *rheumatoide Arthritis* oder *progredient chronische Polyarthritis* bezeichnet wird, unbekannt. Die Krankheit beginnt meistens mit einer Schwellung der Finger- und Fußgelenke. Schreitet das Rheuma fort, so kann auch das Kniegelenk befallen werden. Das klinische Bild eines Patienten mit chronischem Gelenkrheuma ist charakteristisch. Die Gelenke sind geschwollen und etwas überwärmt. Während des akuten Schubs ist die Haut gespannt und glänzt. Im Laufe der Zeit können die Finger nach außen abweichen. Die Kniegelenke zeigen eine Schwellung der Gelenkkapsel die sehr ausgeprägt sein kann. Nicht selten entstehen durch die Entzündung des Kniegelenks und die nachfolgende Zerstörung der Bänder und des Knochens Abweichungen der Beinachse im Sinne eines O- oder X-Beins, die das Gehen erheblich behindern (Abb. 29a, b).

Was weiß man über das echte Gelenkrheuma?

Ich hatte bereits darauf hingewiesen, daß die Ursache unbekannt ist. Die Häufigkeit der Erkrankung nimmt zu, je feuchter und kälter das Klima wird. Sie tritt aber auch in afrikanischen oder arabischen Ländern auf. Der Krankheitsprozeß beginnt an der Gelenkinnenhaut. Hier lagern sich körpereigene Eiweißstoffe ab und rufen einen Entzündungsprozeß hervor. Es handelt sich um einen Vorgang, der mit der Immunabwehr zusammenhängt. Der Organismus produziert Antikörper gegen eindringendes Fremdmaterial (zum Beispiel Bakterien) und macht es damit unschädlich. Beim Gelenkrheuma ist diese gesunde Reaktion fehlgeleitet, die Antikörper richten sich nicht gegen körperfremdes-, sondern körpereigenes Gewebe: die Gelenkinnenhaut. Der Entzündungsprozeß, der sich an dieser Stelle abspielt, führt zu einer Verdickung und Volumenzunahme der Gelenkinnenhaut. Ihr Wachstum wird stimuliert, und sie breitet sich über den Knorpel aus. Anfänglich zeigen sich nur Blutgefäße und eine durchsichtige Membran auf dem Knorpel. Später werden erst die oberflächlichen und danach die tiefen Schichten des Knorpels geschädigt und durch den Entzündungsprozeß zerstört. Unbehandelt kann die Erkrankung das Gelenk funktionsunfähig machen. Man spricht dann von der »ausgebrannten Form« des Gelenkrheumas.

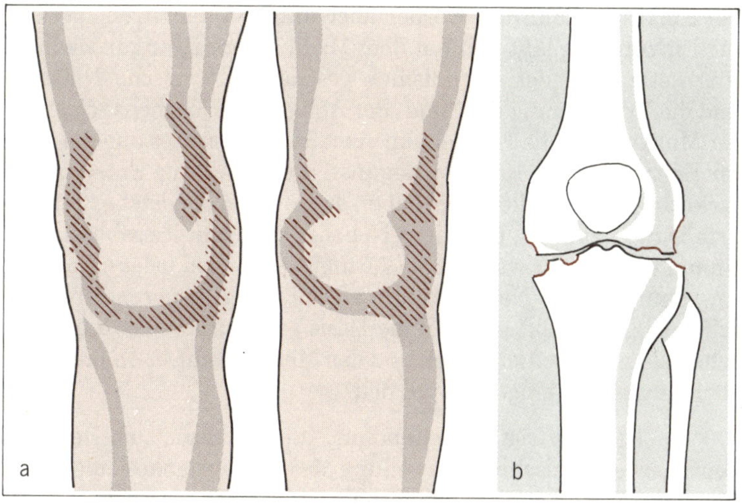

Abb. 29 a) Schwellung des Kniegelenks bei entzündlichem Gelenkrheuma.
b) Das Röntgenbild zeigt die Zerstörung der Gelenkfläche, die durch das Entzündungsgewebe verursacht wird.

Die Behandlung des entzündlichen Gelenkrheumas

Die rheumatoide Arthritis ist eine Erkrankung des gesamten Organismus, die unter anderem das Kniegelenk betrifft. Man behandelt die Entzündung mit allgemein wirkenden Medikamenten. Hierzu stehen die nichtsteroidalen Antirheumatika (s. S. 60) und das Kortison zur Verfügung. Kortison vermag den Entzündungsprozeß zu stoppen. Der Erguß geht zurück, das Befinden bessert sich, der Patient ist wieder in der Lage zu gehen. Damit hätten wir eigentlich ein ideales Medikament zur Verfügung. Leider müssen die Vorteile des Kortisons gegen die Nachteile abgewogen werden. Kortison ist ein vom Körper selbst produziertes Hormon. Jeder Mensch schüttet dieses Hormon aus, wenn er unter einer besonderen Belastung (»Streß«) steht. Dem Körper werden durch die Streßreaktion Energiereserven zur Verfügung gestellt, die ihn in die Lage versetzen, schwierigste Situationen zu meistern. Diese kurzfristige und maximale Aktivität geht auf Kosten der Substanz: Der Blutzucker- und Fettspiegel steigt und aus den Knochen wird Kalk herausgelöst. Alle Aufbauprozesse werden gestoppt, die körpereigene Abwehr gegen Krankheiten ist geschwächt. Die Streßreaktion ist für das Überleben notwendig. Sie wird vom Organismus nur zeitlich begrenzt eingesetzt. Durch die äußere Zufuhr des Kortisons kann der Körper aber unter »Dauerstreß« gesetzt werden. Die Entzündung läßt sich mit dem Medikament zwar zurückdrängen, aber langfristig wird der Organismus geschädigt. Typische Nebenwirkungen sind die Verdünnung der Haut, der Abbau des Knochens *(Osteoporose)* und der Muskulatur, die Entstehung eines Mondgesichtes und die Veränderung der Fettverteilung. Kortison begünstigt ebenfalls die Entstehung der Blutzuckerkrankheit. Allerdings haben die Ärzte in den letzten Jahrzehnten die Erfahrung gemacht, daß diese Nebenwirkungen dosisabhängig auftreten. Nimmt der Patient weniger als 7,5 mg Prednisolon (oder eines Äquivalents) ein, dann sind die Nebenwirkungen selbst bei längerer Anwendung deutlich geringer. Reduziert man die Dosis sogar auf 5 oder 2,5 mg pro Tag, so gehen sie noch weiter zurück und das Medikament kann unter Umständen über Jahrzehnte eingesetzt werden.

Die kurzfristige Behandlung mit Kortison, zum Beispiel bei einer akuten rheumatischen Schwellung des Kniegelenkes, die mit 100 oder 50 mg pro Tag beginnt und innerhalb weniger Tage reduziert wird, ist lange nicht so schädlich, wie die mittelhoch dosierte Dauertherapie (zum Beispiel 20 mg über Wochen). Allgemeine Aussagen über die Notwendigkeit des Einsatzes von Kortison lassen sich nicht machen. Jede rheumatische Gelenkentzündung erfordert eine individuelle Therapie. Eine Dosis, die für einen Patienten bereits zu hoch ist, kann für einen anderen noch zu niedrig sein. Als allgemeines Prinzip gilt: So wenig Kortison wie möglich, so viel wie nötig.

Neben dem Kortison stehen die »Basistherapeutika«, das sind Goldsalze, das Antimalariamittel Chloroquin und D-Penicillamin zur Verfügung. Bei sehr aggressivem Verlauf können auch zellwachstumshemmende Medikamente, sogenannte Zytostatika eingesetzt werden.

Eine Wirkung zeigt sich bei den Basistherapeutika frühestens nach mehrwöchigem Einsatz. Nicht jeder Mensch verträgt sie gleich gut. Es sind in regelmäßigen Abständen Labor-Untersuchungen erforderlich, um mögliche Nebenwirkungen auf Leber, Niere und Augen zu erfassen.

Heute empfiehlt man bei der rheumatoiden Arthritis ein frühzeitiges operatives Vorgehen. Hat sich nach etwa einem halben Jahr medikamentöser Behandlung keine wesentliche Besserung des Befundes ergeben, das heißt, ist das Kniegelenk oder sind andere Gelenke stark geschwollen, dann kommt ein operativer Eingriff in Frage, bei dem das erkrankte Gewebe entfernt wird. Nach Eröffnung des Kniegelenkes schält der Operateur die Gelenkinnenhaut komplett aus und befreit den Knorpel von rheumatischem Gewebe. Der Eingriff wird als *Synovektomie* bezeichnet. In den folgenden Wochen bildet sich eine neue gesunde Gelenkinnenhaut. Der lokale Entzündungsprozeß kann mit der Operation gestoppt und das Gelenk über Jahre oder Jahrzehnte in einem guten, funktionsfähigen Zustand gehalten werden. Man sollte mit einem solchen Eingriff nicht allzu lange warten, denn im Laufe der Zeit leidet der Knorpel immer mehr und die Voraussetzungen für die Wiederherstellung der Funktion verschlechtern sich von Monat zu Monat.

Sind bereits Fehlstellungen eingetreten, so kann eine knöcherne Korrekturoperation ein X- oder ein O-Bein begradigen (s. S. 63).

Ist der Knorpel im Laufe einer bereits lange bestehenden rheumatoiden Arthritis so stark geschädigt, daß weder die alleinige Entfernung der Gelenkinnenhaut noch eine Korrekturoperation eine Besserung erwarten läßt, dann kommt der künstliche Gelenkersatz in Frage. Während früher Menschen mit einer schweren rheumatischen Gelenkentzündung stärker behindert blieben, können die neuen operativen Techniken eine befriedigende Belastbarkeit und Beweglichkeit wiederherstellen. Auf die einzelnen Formen des Gelenkersatzes bin ich im Kapitel über die Arthrose (s. S. 65) eingegangen. Die dort dargestellten operativen Behandlungsprinzipien gelten auch für das Gelenkrheuma.

Neben der medikamentösen und operativen Behandlung darf die physikalische Therapie und die Rehabilitation nicht vernachlässigt werden. Eine längere Ruhigstellung des Knies sollte vermieden werden. Das Gelenk ist auch im akuten Schub zu bewegen. Eine gezielte Krankengymnastik kann seine Funktionsfähigkeit verbessern. Kalte Umschläge oder Eispakkungen drängen die Entzündung zurück und lindern den Schmerz.

Das rheumatische Knie soll »gepflegt« und von überflüssiger Arbeit entlastet werden. Treppensteigen, Arbeiten in der Hocke oder im Knien sind ungünstig. Ein Übergewicht sollte möglichst reduziert werden. Besteht eine Tendenz zur Fehlstellung, dann kann der Orthopädie-Mechaniker eine leichte Kniestütze (Orthese) herstellen, die einer weiteren Verschlechterung der Statik entgegenwirkt.

Obwohl die rheumatische Gelenkentzündung schwerer als andere Erkrankungen des Kniegelenk ist, läßt sie sich durch die eigene Aktivität des Patienten und mit einer medizinischen Therapie soweit bessern, daß die Gehfähigkeit erhalten bleibt und eine Abhängigkeit von fremder Pflege vermieden wird.

Rheumatische Gelenkentzündungen bei anderen Erkrankungen

Neben der rheumatoiden Arthritis können auch andere Erkrankungen zu einer Entzündung des Kniegelenkes führen. Die Symptome und Beschwerden unterscheiden sich kaum von ihr. Im Gegensatz zur rheumatoiden Arthritis bleibt die Gelenkschwellung bei anderen rheumatischen Leiden meistens auf ein oder zwei große Gelenke beschränkt. Relativ häufig sind infektionsbegleitende Entzündungen, die Reitersche Erkrankung und die Gelenkentzündung bei der Schuppenflechte.

Infektionsbegleitende Gelenkentzündungen

Der Körper ist in der Lage, zwischen körpereigenem und -fremdem Gewebe zu unterscheiden und damit Viren und Bakterien durch eine immunologische Reaktion unschädlich zu machen. Bei der rheumatoiden Arthritis hatte ich auf die Bedeutung dieses Abwehrvorgangs für die Entstehung rheumatischer Krankheiten hingewiesen.

Eine Grippe oder Bronchitis haben wir bereits nach wenigen Tagen überwunden. Im Rahmen der Krankheitsabwehr kann der Körper zuviel oder »falsch« zusammengesetzte Abwehrstoffe produzieren, die sich dann nicht nur gegen die Eindringlinge, sondern auch gegen körpereigenes Gewebe richten. Wie bei der rheumatoiden Arthritis ist die Gelenkinnenhaut ein bevorzugtes Ziel der fehlgeleiteten Reaktion. So kann das Kniegelenk wie aus heiterem Himmel noch zu einem Zeitpunkt anschwellen, zu dem die Grippe bereits fast überwunden ist. Während der Infekt folgenlos abheilt, bleibt die Knieschwellung bestehen. Die Entzündung verselbständigt sich und kann den Patienten über Monate quälen und seine Ärzte beschäftigen.

Die Behandlung der infektionsbegleitenden Gelenkentzündung

Für den Arzt stellt die infektionsbegleitende Gelenkentzündung ein schwieriges diagnostisches und therapeutisches Problem dar. Im Blut können Entzündungsfaktoren vorhanden sein oder fehlen, meistens ist der Rheumafaktor nicht nachweisbar. Die Untersuchung der Gelenkflüssigkeit (Synoviaanalyse) gibt weitere Hinweise auf die Ursache der Schwellung. Die Behandlung bleibt »symptombezogen«, das heißt der Arzt versucht, die Entzündung mit antirheumatisch wirksamen Medikamenten zu beeinflussen. Besteht die Schwellung über mehrere Wochen, so kann die ein- oder zweimalige Einspritzung von 25 oder 50 mg Prednisolon oder eines anderen Kortisonpräparates empfohlen werden. Ein operativer Eingriff wird nur in den seltensten Fällen erforderlich sein.

Zum Glück ist die Mehrzahl der infektionsbegleitenden Gelenkentzündungen gutartig. Sie verschwinden nach einigen Wochen oder Monaten, wie sie gekommen sind.

Gelenkentzündung bei der Reiterschen Erkrankung

Von der Reiterschen Erkrankung werden hauptsächlich Männer zwischen dem 20. und 50. Lebensjahr betroffen. Hermann Reiter, ein Hygieniker, beschrieb diese Erkrankung in den 20er Jahren. Ihm war aufgefallen, daß Patienten mit einer Augen-, Harnröhren- und Gelenkentzündung zu ihm kamen und diese so unterschiedlichen Krankheitszeichen in einem inneren Zusammenhang standen. Die Reitersche Erkrankung kann viele Jahre bestehen und dem Patienten erhebliche Beschwerden verursachen. Bis heute rätselt man über die Ursache dieser Krankheit. Man vermutet, daß Sexualkontakte eine Rolle spielen. Statistisch werden Menschen, die einen häufigen Partnerwechsel haben, öfter von der Erkrankung befallen. Krankheitskeime lassen sich nicht nachweisen (Abb. 30).

Die Behandlung der Gelenkentzündung bei Reiterscher Erkrankung

Die lokalen Entzündungen des Auges, der Harnröhre und der Gelenke werden symptombezogen medikamentös behandelt. Gegen die Gelenkschwellung werden die gleichen Präparate wie bei der infektionsbegleitenden Gelenkentzündung eingesetzt.

Die Reitersche Erkrankung hat trotz eines längeren Verlaufs eine günstige Prognose. Bei den meisten Patienten heilt die Erkrankung innerhalb von sechs bis zwölf Monaten aus.

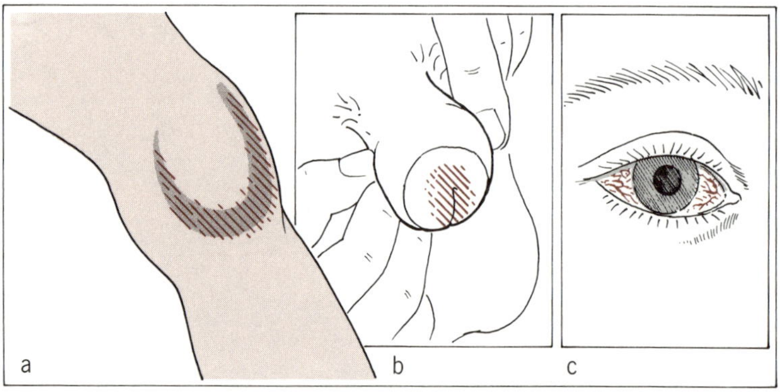

Abb. 30 Die Reitersche Erkrankung ist durch die Entzündung von Gelenken, Harnröhre und Auge gekennzeichnet.

Gelenkentzündung bei Schuppenflechte (Psoriasis)

Die Schuppenflechte ist eine Erkrankung, bei der die Haut zu einer scharf begrenzten Schuppenbildung neigt und sich durch ihr andersartiges, rötliches, leicht glänzendes Aussehen von der Umgebung abhebt. Besonders häufig findet man Schuppenflechten an den Haaransätzen, am Nabel und am After. Aber auch andere Stellen der Haut können von ihr betroffen werden. Etwa 50% aller Menschen mit einer Schuppenflechte leiden an einer Gelenkentzündung. Die Symptome sind ähnlich wie die, der infektbegleitenden- oder rheumatoiden Arthritis. Die Schwellung des Gelenkes kann gering ausgeprägt sein und braucht die Funktion des Knies nicht zu beeinträchtigen. Andererseits kommen auch schwere Krankheitsverläufe vor, die zu einer hochgradigen Gelenkzerstörung führen und das Gehen beeinträchtigen oder sogar unmöglich machen können. Meist beginnt die Schuppenflechtenarthritis an den Gelenken einzelner Zehen oder Finger. Im Laufe der Zeit kann der Entzündungsprozeß auf das Kniegelenk übergreifen.

Die Behandlung der Gelenkentzündung bei Schuppenflechte

Da wir weder die Ursache der Schuppenflechte noch die der Entzündung kennen, richtet sich die Behandlung wiederum an den Symptomen aus. Das therapeutische Spektrum reicht von der medikamentösen Therapie mit Antirheumatika bis zur Entfernung der Gelenkinnenhaut und dem künstlichen Gelenkersatz.

Bakterielle Entzündung durch Keimverschleppung

Im Gegensatz zu den rheumatischen Kniegelenksentzündungen, deren Ursachen nicht oder nur teilweise bekannt sind, wurde die Entstehung der bakteriellen Infektion des Kniegelenks schon vor 100 Jahren erfolgreich aufgeklärt.

Eine Angina, eine Bronchitis, eine Nierenbecken- oder Harnröhrenentzündung, die durch Bakterien hervorgerufen wird, kann als Komplikation eine Gelenkentzündung des Knies hervorrufen. Sobald die Krankheitskeime nicht nur auf den Ort der Infektion begrenzt bleiben, sondern mit dem Blut verschleppt werden, können auch andere Teile des Körpers, z. B. die Gelenkinnenhaut, erkranken. Reicht die Abwehrkraft des Körpers nicht aus, die Bakterien abzutöten, entsteht eine neue Entzündung.

Heute haben bakteriell fortgeleitete Infektionen wegen des frühzeitigen Einsatzes von Antibiotika an Bedeutung verloren. Trotzdem wird der Arzt sichergehen wollen und einen verdächtigen Gelenkerguß auch auf Krankheitskeime untersuchen lassen, um eine Infektion zu erkennen.

Die Behandlung der bakteriellen Entzündung

Die Therapie der Gelenkinfektion ist medikamentös und operativ. Die punktierte Gelenkflüssigkeit wird bakteriologisch untersucht. Der Arzt erfährt dadurch, welches Antibiotikum spezifisch gegen den Erreger wirkt. Er ist in der Lage eine geeignete Substanz auswählen und den Patienten damit zu behandeln. Das Medikament kann eingenommen oder über die Vene verabreicht werden. Hat er den Eindruck, daß die Keime sehr widerstandsfähig sind, dann wird er das Präparat direkt mit einer Spritze in das Gelenk einbringen und die Wirkung damit verstärken. Hochakute, eitrige Gelenkentzündungen müssen operativ behandelt werden. Die Prinzipien entsprechen denen der unfallbedingten Kniegelenksentzündung (s. S. 104).

Knieschmerzen bei Kindern

Irgendwann klagt jedes Kind einmal über Kniebeschwerden. So wenig wie Bauchschmerzen etwas Schlimmes signalisieren müssen, so sehr können auch Kniebeschwerden eine »Alltagsursache« haben, die nicht mit einer Erkrankung im Zusammenhang steht. Vielleicht fällt die sonntägliche Wanderung gerade auf ein besonders spannendes Fernsehprogramm und das akut aufgetretene Hinken verschwindet bis zum nächsten Sonntag. Auch eine bevorstehende Turnstunde oder eine unangenehme Aufgabe kann bei Kindern – bewußt oder unbewußt – Schmerzen im Kniegelenk hervorrufen.

Klagt ein Kind allerdings häufiger, dann müssen die Beschwerden ernstgenommen und abgeklärt werden. Knieschmerzen können ein frühes Zeichen ernster Skeletterkrankungen sein, die sich bei rechtzeitiger Behandlung folgenlos ausheilen lassen. Werden sie übergangen, so entsteht eine bleibende Behinderung.

Das Reizknie bei Kindern – Chondropathia patellae

Auf das Beschwerdebild des »Reizknies«, der Chondropathie, bin ich auf den Seiten 42–50 ausführlich eingegangen. Es ist die bei weitem häufigste Ursache von Kniebeschwerden im Wachstumsalter. Da die Symptome und die Behandlung bei Kindern und Jugendlichen gleich sind, bitte ich Sie das entsprechende Kapitel zu lesen.

Osteochondrosis dissecans

Übersetzt man diesen Begriff mit »Ablösung eines Knorpelknochenfragmentes« ins Deutsche, dann hat man die Krankheit ziemlich genau charakterisiert. Im Kindesalter ist die Durchblutung der Gelenkenden u. a. durch die vorgelagerten Wachstumsfugen sehr leicht zu beeinträchtigen. Kleinere Verletzungen, übermäßige Belastungen oder andere nicht bekannte Ursachen können dazu führen, daß ein kleiner, meist pfennig- bis zehnpfenniggroßer Knochenbezirk von der Durchblutung ausgeschlossen wird. Entnimmt man eine Probe aus dem erkrankten Gewebe und untersucht sie unter dem Mikroskop, so erkennt man, daß der Knochen abgestorben ist.

Im Frühstadium der Erkrankung bereitet die Osteochondrosis dissecans diagnostische Probleme. Die körperliche Untersuchung muß

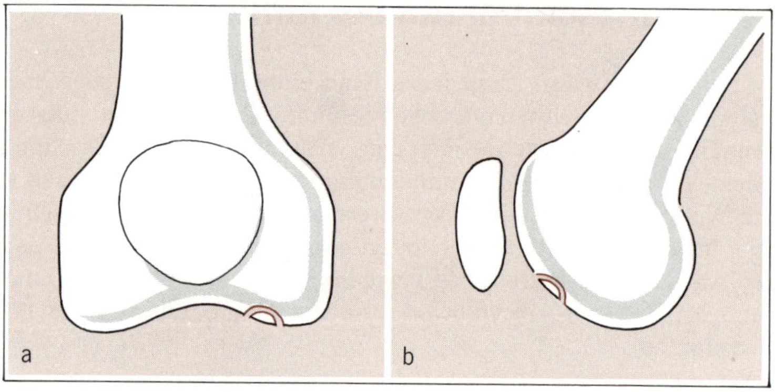

Abb. 31 Die Osteochondrosis dissecans befällt meistens die Oberschenkelrollen. Aus ihr kann ein freier Gelenkkörper entstehen.

durch das Röntgenbild ergänzt werden, auf dem sich der Herd in den überwiegenden Fällen darstellt. Bleiben Zweifel bestehen oder werden weitere Informationen über die Schwere des Krankheitsprozesses benötigt, dann ist eine Kernspintomographie (s. S. 80) angezeigt.

Mit der Zeit löst sich der Knorpel mit dem abgestorbenen Knochen aus dem Verbund und wird als freier Körper in das Gelenk abgestoßen. Das Knorpelknochenteilchen kann sich zwischen Oberschenkelrolle und Schienbeinkopf einklemmen und das Knie blockieren. Die Beschwerden sind ganz ähnlich, wie bei einer Meniskuseinklemmung (s. S. 34). Der freie Gelenkkörper wird als »Maus«, der Ursprungsort als »Mausbett« bezeichnet. Ist die Maus erst in das Gelenk abgestoßen, dann gestaltet sich die Behandlung schwierig (Abb. 31).

Die Behandlung der Osteochondrosis dissecans

Der Orthopäde kann durch einen operativen Eingriff versuchen, das gelöste Fragment wieder mit einer Schraube, einem Draht- oder Knochenstift zu befestigen. Dieses Verfahren bleibt vielfach unbefriedigend, da in den meisten Fällen trotz der Operation ein Knorpelschaden entsteht. Besser sind die Heilungsaussichten, wenn die Erkrankung im Anfangsstadium diagnostiziert wird. Hat sich der Knorpel-Knochen-Herd noch nicht abgelöst, dann kann mit einem Eingriff versucht werden, die Regeneration des Knochens anzuregen. Hierzu wird der kranke Knochen durch einen Bohrkanal teilweise entnommen und mit gesundem Knochengewebe unterfüttert. Der in den Bohrkanal transplantierte Knochen wird in die umgebenden Knochenbälkchen eingebaut. Innerhalb einiger Monate heilt die Erkrankung aus. Bis zur vollständigen Stabilisierung darf das erkrankte Bein nicht belastet werden. Dies ist entweder mit einer speziellen Schiene, die sich am Hüftknochen abstützt (Thomas-Splint), oder mit Unterarmgehstützen möglich.

Schlattersche Erkrankung

Bei der Schlatterschen Erkrankung liegt eine Durchblutungsstörung der Schienbeinrauhigkeit am Ansatz des Kniescheibenbandes vor. Da die Gelenkflächen unbeteiligt bleiben, ist diese Erkrankung nicht so gefährlich wie die Osteochondrosis dissecans. Wie Sie auf dem nebenstehenden Bild sehen können, strahlt die Kniescheibensehne fächerförmig in die Schienbeinrauhigkeit ein, die dadurch großen Belastungen ausgesetzt ist. Mehrere hundert Kilo wirken beim Abspringen oder dem Schießen eines Fußballs isoliert auf diesen Punkt ein. Besonders häufig betroffen sind Kinder und Jugendliche, die Sport treiben. Neben dem Fußball kann ein intensives Üben an Kraftmaschinen (Wegdrücken von schweren Gewichten) oder ein wiederholtes Zirkeltraining (Hochspringen aus der Hocke) die Schlattersche Erkrankung auslösen (Abb. 32).

Das Krankheitsbild ist eindeutig:

Jungen (seltener Mädchen) im Alter zwischen 8 und 15 Jahren kommen mit Kniebeschwerden in die Praxis. Das Knie ist bei der Untersuchung gut beweglich, man erkennt und fühlt eine feste Vorwölbung der Schienbeinrauhigkeit. Die Stelle, an der das Band in den Knochen einstrahlt, schmerzt bei Berührung. Auf dem Röntgenbild erkennt man eine Verplumpung und Vergrößerung der oberen Schienbeinkante; die Knochenstruktur ist hier eigentümlich aufgelockert. Die durchblutungsgestörte Schienbeinrauhigkeit zerfällt und wird erst langsam vom Körper wieder aufgebaut.

Die Behandlung der Schlatterschen Erkrankung

Im Vordergrund der Behandlung steht die Schonung des Kniegelenks. Die Kinder müssen für einige Wochen mit dem Sport aussetzen und dürfen in keinem Fall weiter Fußball spielen oder ein Krafttraining ausüben. Sie sind für einige Monate vom Schulsport zu befreien. Tagsüber sollten mehrmals täglich kühle Umschläge (s. S. 46) und nachts Heparinsalbenverbände gemacht werden. Unterstützend führe ich eine begleitende

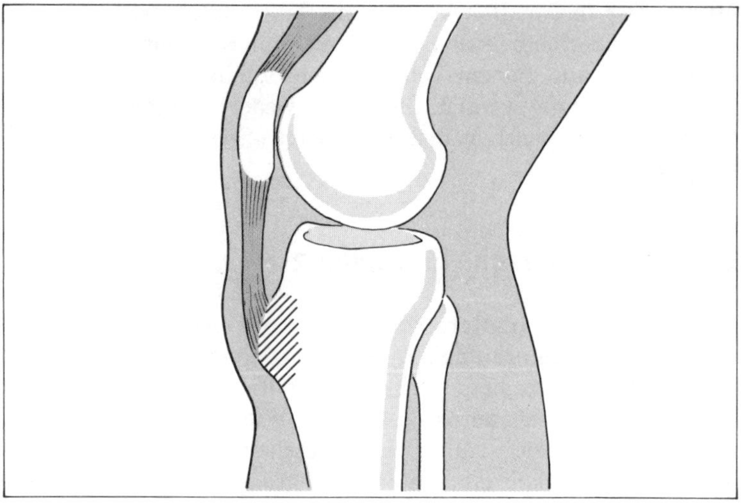

Abb. 32 Die Schlattersche Erkrankung zeichnet sich durch Schmerzen und Schwellung der oberen, vorderen Schienbeinkante am Ansatz der Kniescheibensehne aus.

Elektrotherapie oder eine niedrig dosierte Ultraschallbehandlung in Kombination mit Eispackungen durch. Damit wird der Schmerz gelindert und die Regeneration beschleunigt. Bereits nach etwa 14 Tagen sind die Beschwerden deutlich abgeklungen. Die Vorwölbung der Schienbeinrauhigkeit bleibt jedoch bestehen. Das Bein muß weiterhin konsequent geschont werden. Es ist wichtig, den Kindern und Eltern die Sicherheit zu vermitteln, daß die Erkrankung immer ausheilt und Geduld die beste Medizin ist. Der Knochen braucht mehrere Monate, um sich wieder vollständig zu konsolidieren. Sind die Kinder ungeduldig und beginnen ihren Sport erneut, bevor der Heilungsprozeß abgeschlossen ist, dann kehren die Beschwerden in alter Heftigkeit zurück. Für manchen hoffnungsvollen Fußballnachwuchsstar ist das eine herbe Enttäuschung.

Da die Heilungsaussichten mit der wenig eingreifenden Behandlung gut sind, bin ich immer ohne die sonst vielfach empfohlene Gipsruhigstellung oder eine Operation ausgekommen. In manchen Fällen mag auch diese Therapie angezeigt sein.

Knieschmerzen bei Hüfterkrankungen im Kindesalter

Vor allem in der Kindheit können Knieschmerzen ein Signal für eine ernste Erkrankung des Hüftgelenkes sein. Da die Beschwerden häufig zuerst nach einer großen Anstrengung geäußert werden, neigen die Eltern dazu, sie zu ignorieren oder fehlzuinterpretieren. Ein typisches Beispiel:

Der 12jährige Christoph ist für sein Alter relativ groß und übergewichtig. Er ist aber nicht unbeweglich, rudert intensiv und spielt in der Schule Fußball. Als er eines Mittags nach Hause kommt, berichtet er seiner Mutter, daß er beim Fußball gestürzt sei und ein Ziehen im Kniegelenk verspüre. Der Mutter fällt auf, daß ihr Sohn das Bein leicht nach außen stellt und etwas hinkt. In den nächsten Tagen gehen die Beschwerden zurück. Christoph spielt erneut Fußball, und als die Mutter ihn fragt: »Was hast du denn, du ziehst dein Bein ja nach«, so antwortet er:

»Wir haben wieder Fußball gespielt, ich habe zwei Tore geschossen und bin ein bißchen schnell gelaufen. Das wird sich schon wieder bessern.«

Christoph hatte sich getäuscht. Die Schmerzen nahmen zu, und nach vierzehn Tagen stellte die Mutter ihren Sohn beim Hausarzt vor. Er überwies ihn nach kurzer Untersuchung zum Orthopäden, der mehrere Röntgenbilder anfertigte und eine schwere Hüftgelenkerkrankung feststellte: eine jugendliche Hüftkopflösung (Abb. 33 a, b).

Die jugendliche Hüftkopflösung

Die kindliche Wachstumsfuge, die den Hüftkopf mit dem Oberschenkel verbindet, ist hohen Beanspruchungen ausgesetzt. Vor der Pubertät machen die Kinder einen Wachstumsschub durch, die Fuge lockert sich auf und kann bei einem Zusammentreffen mehrerer ungünstiger Bedingungen abrutschen. Dazu bedarf es keiner schweren Gewalteinwirkung. Es reicht eine lange Wanderung oder einfach das Laufen auf dem Schulhof. Man nimmt an, daß die Ursache in einem zeitweisen Ungleichgewicht zwischen der Produktion von Wachstums- und Geschlechtshormonen liegt. Während das Wachstumshormon die Fuge stimuliert und auflockert, hat das Geschlechtshormon eher eine wachstumsbremsende und die Fuge stabilisierende Wirkung. Typischerweise klagen die Kinder nicht über Hüftbeschwerden, sondern über Schmerzen im Knie, hier vor allem an der Innenseite des ganzen körperfernen Oberschenkels.

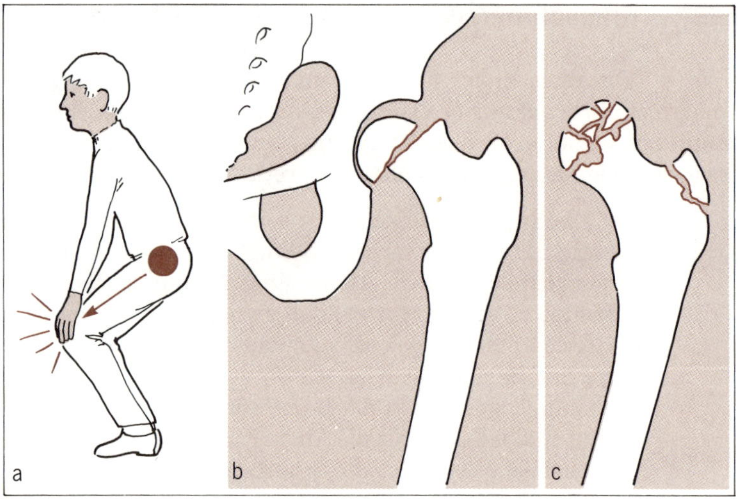

Abb. 33 a) Knieschmerzen bei Kindern können auf eine Hüftgelenkserkrankung hindeuten.
b) Bei der jugendlichen Hüftkopflösung rutscht der Hüftkopf ab.
c) Zerfall des Hüftkopfes bei der Perthesschen Erkrankung.

Sofern der Hüftkopf nur wenige Millimeter abgerutscht ist, besteht die Möglichkeit, ihn mit Drahtstiften aufzufädeln. Hat er sich bereits in stärkerem Maße verschoben, dann muß eine Knochenoperation mit Durchtrennung des Schenkelhalses und Wiederaufrichtung des Kopfes durchgeführt werden.

Wird die Hüftkopflösung übersehen oder nicht behandelt, so verbleibt eine erhebliche Gehbehinderung bestehen. Das Bein kann nicht mehr gerade abgerollt werden, sondern wird beim Gehen nach außen gesetzt. Das erkrankte Bein ist deutlich kürzer. Von allein bessert sich dieser Zustand zeitlebens nicht mehr. Langfristig ist mit der Entstehung einer frühzeitigen Arthrose zu rechnen.

Die Perthessche Erkrankung

Auch Kinder vom dritten bis etwa zum zehnten Lebensjahr können von Knieschmerzen geplagt werden, ohne an einer Erkrankung des Knies zu leiden. Sie haben weiter oben die *Osteochondrosis dissecans* als Folge einer Ernährungsstörung des gelenknahen Knochens kennengelernt. Auch der kindliche Hüftkopf reagiert sehr empfindlich auf Durchblutungsveränderungen. Da die Blutgefäße durch die Wachstumsfuge durchtreten müssen und sich dann bis an die Oberfläche des Hüftkopfes verteilen, bestehen hier vielfältige Schädigungsmöglichkeiten. Ob die Ursache der Durchblutungsstörung in konstitutionellen Faktoren, kleineren Verletzungen oder Überbelastungen liegt, ist ungewiß. Tritt eine Unterbrechung der Blutzufuhr ein, dann stirbt der Knochen ab. Glücklicherweise besitzt das kindliche Gewebe eine ausgeprägte Regenerationsfähigkeit. Während das Gelenk bei einer Hüftkopfdurchblutungsstörung im Erwachsenenalter unwiderbringlich zerstört wird, baut der kindliche Knochen sich wieder auf. Im Laufe der Zeit sprießen neue Blutgefäße in den abgestorbenen Knochen ein und regenerieren das Gewebe. Dieser Heilungsvorgang kann ein bis drei Jahre dauern. Es ist verständlich, daß die weitere Belastung des erst abgestorbenen und dann im Umbau befindlichen Knochens den Hüftkopf verformen kann. Der abgestorbene Knochen setzt der Last des Körpers keinen Widerstand entgegen. Schon vor vielen Jahrzehnten hat man daraus die Konsequenz gezogen und Kindern die an dieser Erkrankung leiden, eine strikte Bettruhe verordnet. Sie wurden in einen Gips- oder Streckverband gelegt und mußten jahrelang das Bett hüten! Da mit der langen Bettruhe eine erhebliche Entwicklungsverzögerung und Entfaltungsbehinderung der Kinder verbunden war, suchte man nach Mitteln und Wegen, um die Kinder während des Heilungsprozesses am normalen Leben teilnehmen zu lassen. Die Orthopädietechnik kam diesem Wunsch entgegen. Man konstruierte eine besondere Schiene, die das ganze Bein entlastet und sich am Sitzbein abstützt (Thomas-Splint). Mit dieser Schiene, in der das Bein »hängt«, sind die Kinder in der Lage zu laufen. Obwohl die Konstruktion relativ aufwendig aussieht, kommen die Kinder bereits nach wenigen Wochen sehr gut mit ihr zurecht. Sie können rennen oder auf eine Rutschbahn klettern und werden beim Spielen kaum behindert. Legen sie die Schiene abends ab, dann entlasten sie unwillkürlich die Hüfte. Sie robben auf dem Bauch oder hickeln auf dem gesunden Bein. Der Hüftkopf hat ausreichend Zeit in Ruhe auszuheilen. In besonders gelagerten Fällen wird der behandelnde Orthopäde einen operativen Eingriff vorschlagen, mit dem sich der Heilungsverlauf abkürzen läßt.

Die jugendliche Hüftkopflösung und die Perthessche Erkrankung sind weit gravierender als die meisten der kindlichen Knieerkrankungen. Gehen Eltern, Lehrer oder Erzieher im Kindergarten nicht auf wiederholte kindliche Beschwerden ein und ignorieren sie, dann kann eine schwere Krankheit übersehen werden. Wundern Sie sich deshalb nicht, wenn der Orthopäde, dem Sie ihren Sohn oder ihre Tochter mit Kniebeschwerden vorstellen, neben den Knien auch die Hüfte und Wirbelsäule untersucht und vielleicht sogar ein Röntgenbild der Hüften anfertigt. Die Strahlenbelastung muß gegen die Gefahr, diese ernste Erkrankung zu übersehen, abgewogen werden.

Fehlstellung der Kniegelenke: X- und O-Beine

Unserem ästhetischen Empfinden entsprechen am ehesten Beine, die keine stärkere Abweichung im O- oder X-Sinne aufweisen. Wichtiger als diese optisch-ästhetischen Aspekte sind die funktionellen Folgen, die sich aus einem stärkeren X- oder O-Bein ergeben.

Die Beinachsen sind nicht von Geburt aus gerade. Im Mutterleib hat der Embryo deutliche O-Beine, die sich in den ersten beiden Lebensjahren zurückbilden. Auch das danach auftretende leichte X-Bein ist normal! Erst im Laufe des weiteren Wachstums kommt es zu einer Begradigung der Beine. Beim Erwachsenen sollte die Traglinie im Stehen durch das Hüft-, Knie- und obere Sprunggelenk laufen. Entsteht durch eine Wachstumsstörung oder nach einem Unfall eine Fehlstellung des Kniegelenkes, dann gerät das Bein »aus dem Lot«. Während das Hüftgelenk durch seine Kugelform eine solche Fehlstellung relativ gut kompensieren kann, wird das Sprunggelenk stärker von der Achsenabweichung betroffen. Am ungünstigsten ist die Auswirkung am Kniegelenk. Hier verlagert sich die Hauptbelastung auf den inneren oder äußeren Gelenkspalt. Die Fehlstellung begünstigt die Arthrose. Das X- oder O-Bein kann über viele Jahrzehnte vom Gelenk verkraftet werden. Oft treten aber um das 50. Lebensjahr erste, rasch zunehmende Beschwerden auf. Die Kompensationsbreite des Knorpels und Knochens hat sich erschöpft. Die Bänder werden durch die X- oder O-Stellung an der konvexen Seite immer weiter überdehnt, während der konkave Gelenkanteil zunehmend stärker unter Druck kommt. Die Fehlstellung nimmt im Laufe der Jahre zu.

Die Behandlung des X- und O-Beines

Bei Kinder und Jugendlichen, die nur eine geringe Fehlstellung aufweisen, sollte abgewartet werden. Nicht selten korrigiert sich ein X- oder O-Bein spontan von selbst. Vor allem im Kleinkindalter tritt oft überraschend schnell eine Begradigung ein. Um nichts zu versäumen kann der Orthopäde eine konservative Behandlung versuchen. Es ist möglich beim X-Bein eine Einlage mit Erhöhung des inneren Längsgewölbes und eine Krankengymnastik zu verordnen. Die nach außen erhöhte Einlage soll das O-Bein im Sinne Wachstumslenkung beeinflussen. Die früher häufiger verordneten korrigierenden Schienen lehnt man heute weitgehend ab, da sie einen ungünstigen Effekt auf die Kniebänder ausüben und zu ihrer Lockerung beitragen können.

Liegt die Traglinie des Beines sehr weit vom Gelenkmittelpunkt entfernt, dann kann bereits im Kindesalter eine operative Korrektur notwendig werden. Eine Methode, die sich das kindliche Wachstum zunutze macht, ist die Blockierung des inneren oder äußeren Teils der Wachstumsfuge. Bringt man eine Metallklammer, die die Wachstumsfuge überbrückt, von innen oder außen am Schienbeinkopf oder der Oberschenkelrolle ein, dann kann die Wachstumsfuge an dieser Seite nicht mehr so rasch wie an

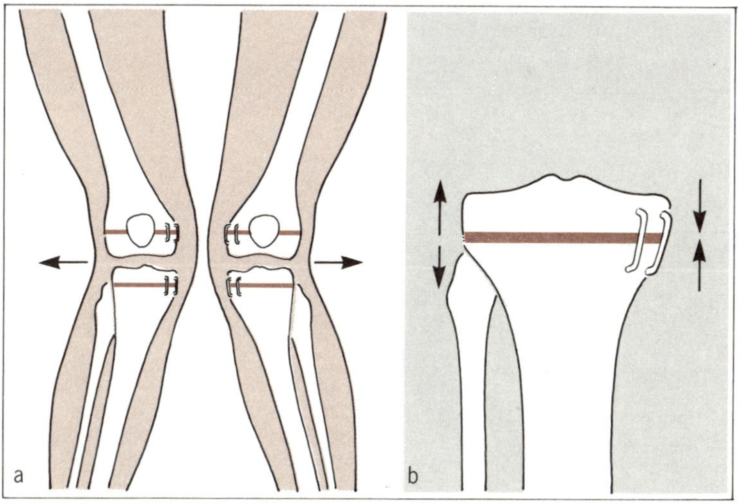

Abb. 34 Mit der asymmetrischen Blockierung der Wachstumsfuge durch Krampen läßt sich eine Korrektur der Fehlstellung erreichen.

der gegenüberliegenden wachsen. Blockiert man somit zum Beispiel bei einem X-Bein die konvexe innere Seite, so wird die konkave Fuge weiterwachsen können, während die Gegenseite ruht. Das Wachstum korrigiert die Fehlstellung von allein (Abb. 34). Diese Wachstumsblockierung *(Epiphysiodese)* wird man in der Regel nicht vor dem 10. Lebensjahr vornehmen, da man im jüngeren Alter Schwierigkeiten mit der Beurteilung des weiteren Wachstums hat und möglicherweise eine Überkorrektur entstehen würde.

Im Erwachsenenalter ist ein geringes O oder X kein Grund zur Besorgnis. Bei stärkeren Fehlstellungen sollte eine operative Begradigung in Erwägung gezogen werden. Der Eingriff ist technisch nicht schwierig. Es wird aus dem konvexen Anteil des Schienbeins ein kleiner Keil entnommen und das Bein dadurch gerade gestellt (s. S. 63). Je nach operativer Technik kann das erreichte Ergebnis mit einem Gips oder speziellen Klammern, Platten und Schrauben solange gehalten werden, bis der Knochen achsengerecht verheilt ist. Nach der Korrektur normalisiert sich die Belastung. Der vorher überbeanspruchte Gelenkanteil kann sich wieder erholen, der Arthrose wird vorgebeugt.

Es ist sehr schwer eine allgemeingültige Aussage zu treffen, ab welchem Ausmaß der Fehlstellung ein operativer Eingriff erforderlich ist. Die Vor- und Nachteile einer möglichen Operation müssen ausführlich mit dem behandelnden Orthopäden besprochen werden, um gemeinsam eine Entscheidung fällen zu können.

Das gesunde Knie bei extremer Belastung

Auch das gesunde Knie kann sich nach einer starken ungewohnten Anstrengung »bemerkbar« machen. Dabei ist es nicht notwendig, daß ein Vorschaden, zum Beispiel eine Arthrose oder eine Verletzung, besteht. Für jedes Kniegelenk besteht eine Grenze, bis zu der es ohne Beschwerden beansprucht werden kann. Wird sie überschritten, dann entstehen Schmerzen oder ein Erguß.

Besonders häufig kommen Patienten mit Überlastungsbeschwerden des Knies am Ende des Winters und im Frühling in die Praxis. Meistens sind es Sportler, die während der kalten Jahreszeit ihr Training einstellten und nun wieder mit dem Langlauf, Radfahren, Fußball oder Tennis begonnen haben. Sie nutzen die günstigere Witterung, um sich wieder »fit« zu machen. Da ihnen der Sport ein Bedürfnis ist und sie sich nach dem Training viel besser fühlen, sind sie über die geringste Funktionsstörung oder Anpassungsreaktion des Knies sehr unglücklich.

Die Ursache für die Schmerzen ist der Trainingsverlust und der Versuch, möglichst rasch an die alte Leistung des Vorjahres anzuknüpfen. Im Winter waren die Möglichkeiten Sport zu treiben eingeschränkt, nun müssen sich die Sehnen, Muskeln und der Knorpel erst wieder an die neue Belastung gewöhnen. Unproblematisch ist der Muskelkater, er verschwindet nach einigen Tagen. Die Muskulatur baut sich bereits nach kurzer Zeit wieder auf. Eine Schwachstelle zwischen Knochen und Muskeln bleiben die Sehnen, die die Verbindung zwischen dem Skelett und dem »Motor der Bewegung«, den Muskeln, darstellen. Überlastungsbeschwerden zeigen sich vor allem an den Übergängen der Sehnen in den Knochen. Diese Regionen sind von der Knochenhaut überzogen, die mit feinsten Nerven versorgt ist und auf Überbelastung mit Schmerzen reagiert. Im typischen Fall berichtet der Sportler anfänglich über leichte Beschwerden, die bei weiterem Training zugenommen hätten. Ein Überlastungsschaden der Sehne wird als Ansatztendinose bezeichnet. Die wichtigsten Ansatztendinosen sind in der Übersicht aufgeführt.

Überlastungsbeschwerden der Sehnen – Ansatztendinosen

Schmerzlokalisation	*Sehnenansätze von*
innere Oberschenkelrolle	Aduktoren, Anspreizer, z. B. Musculus aductor magnus
hintere Oberschenkelrolle	Musculus gastrocnemius
Kniekehle, hinterer Schienbeinkopf	Musculus semimembranosus
Wadenbeinköpfchen	Bizepssehne
innerer Rand des Schienbeinkopfes	Muskeln des »Gänsefüßchens«: M. sartorius, M. graciles, M. semitendinosus
oberer Ansatz der Kniescheibe	vierköpfiger Oberschenkelmuskel, Musculus quadrizeps femoris
Schienbeinrauhigkeit	Kniescheibensehne, Fortsetzung des großen Oberschenkelstreckmuskels

Nicht selten sind Reizungen unterhalb der Kniescheibe, die als Kniescheibenspitzensyndrom oder als Springerknie bezeichnet werden. Man sieht diese Ansatztendinose vor allem bei Hallensportlern und Hochspringern.

Schmerzen, die an der Innen- und Außenseite des Kniegelenkes bzw. an der hinteren Gelenkkapsel auftreten, sind bei Langstreckenläufern, die Muskel und Sehnen extrem belasten, besonders häufig.

Fliesenleger, Raumausstatter, Putzfrauen, Installateure und manche Bauarbeiter müssen des öfteren im Knien arbeiten. Ihre Beschwerden gehen im wesentlichen von den Schleimbeuteln (s. S. 102), dem Meniskus (s. S. 34) oder der Kniescheibenrückfläche (s. S. 42) aus. Entstehung und Behandlung können Sie auf den entsprechenden Seiten nachlesen.

Die Behandlung der überlastungsbedingten Kniebeschwerden

An erster Stelle steht die Ausschaltung des auslösenden Bewegungsablaufs. Ein Basketballer muß auf Sprungtraining und ein Langstreckenläufer auf die leistungsmäßige Beanspruchung seiner Kniegelenke verzichten. Eine Sportpause von ein bis zwei Wochen bzw. ein vorübergehender Wechsel der Sportart wird sich kaum vermeiden lassen. Um die Kondition zu erhalten, kann ein Läufer schwimmen, radfahren oder ein

Krafttraining mit den Armen absolvieren. Vor einem kompensatorischen Training muß die genaue Analyse des verursachenden Bewegungsablaufes stehen, um den betroffenen Sehnen und Muskeln keine zusätzliche Arbeit aufzubürden.

Im Vordergrund der Behandlung steht die physikalische Therapie: Kalte Umschläge, Reizstrombehandlungen wie z. B. die Iontophorese und der niedrig dosierte Ultraschall beschleunigen das Abklingen der Sehnenansatzentzündung. Zusätzlich können Einreibungen mit einem Heparin-Gel und nächtliche Umschläge mit reizmindernden Pasten durchgeführt werden. Reicht die physikalische Therapie nicht aus, dann hat sich eine tiefe Quermassage der Sehnenansätze bewährt, die von einer auflockernden Massage der umgebenden Muskulatur ergänzt wird. Bestehen die Schmerzen über mehrere Wochen und handelt es sich um einen chronischen Reizzustand, dann können Fango-Packungen zu einer Verbesserung der Geweberegeneration beitragen.

In ausgewählten hartnäckigen Fällen kommt die ein- oder zweimalige Injektion von einigen Milligramm Kortison in Mischung mit einem lokalen Betäubungsmittels in Frage. Mit Nebenwirkungen ist bei dieser Form der Anwendung nicht zu rechnen. Allerdings darf an den darauffolgenden Tagen kein Sport getrieben werden, da die Spritze den Schmerz unterdrückt, und die Sehne eine Beanspruchung »schmerzlos« ertragen muß, der sie noch nicht gewachsen ist. Der dosierte und vereinzelte Einsatz dieses Medikamentes ist gerechtfertigt. Ich bin jedoch ein Gegner des »Fitspritzens«, mit dem nur das Gegenteil erreicht und die Gesundheit gefährdet wird.

In die Behandlung der Ansatztendinosen sollte auch der Trainer einbezogen werden. Manchmal lassen sich die Beschwerden bereits durch eine Umstellung des Übungsprogramms zum Verschwinden bringen. Als hilfreich erweist sich die Ganganalyse mit Hilfe einer Videoanlage auf dem Laufband. Viele Orthopädie-Techniker, die auf die Versorgung von Sportlern spezialisiert sind, haben eine solche Fernseheinrichtung. Man kann hierbei das Aufsetzen und Abrollen des Fußes in Zeitlupe nachvollziehen und einen geeigneten Laufschuh auswählen. Unter Umständen kann eine spezielle Einlage den Fuß besser betten und eine optimale Gewichtsverteilung herbeiführen. Der bisher überbeanspruchte Muskel wird entlastet, die Ansatztendinose des Knies heilt ohne eine weitere Therapie aus.

Wie lassen sich Überlastungsbeschwerden vorbeugen?

Die Mehrzahl aller Ansatztendinosen läßt sich vermeiden:

Wärmen Sie sich zu Beginn einer körperlichen Anstrengung auf. Vor einem Wettkampf sollte ausreichend Zeit zur Verfügung stehen, um selbst auf »Touren zu kommen«. Nur bei einer guten Stoffwechselversorgung und optimaler Durchblutung des Gelenkes und der Muskeln können Überlastungen und Verletzungen vermieden werden. Sehr empfehlenswert sind Dehnungsübungen.

Langläufer und Radfahrer sollten nicht gleich mit voller Geschwindigkeit starten, sondern die erste Viertelstunde des Trainings langsam angehen lassen. Sie werden bemerken, daß Sie etwa nach zehn Minuten in Schwung kommen, der Körper nun durchgewärmt ist, und Ihnen die körperliche Anstrengung leichter fällt.

Tun Sie nach dem Wettkampf etwas für ihre Gelenke: Sie haben vielleicht schon früher die günstige Wirkung einer stoffwechselanregenden Massage am eigenen Leibe verspürt. Gönnen sie Ihrem Knie eine solche Behandlung. Sie können sie selbst durchführen. Reiben Sie das Kniegelenk mit einer Heparinsalbe oder mit einem Massageöl ein und massieren Sie Ihre Kniegelenke. Anfänglich empfiehlt es sich, mit beiden Händen symmetrisch kreisende Streichungen durchzuführen. Danach walken Sie Ober- und Unterschenkelmuskulatur durch. Schon fünf Minuten einer solchen Behandlung verbessern die Durchblutung und den Abtransport der angefallenen Stoffwechselschlacken.

Haben Sie nach der letzten Wanderung oder dem Sport leichtere Kniebeschwerden gehabt, dann kann eine elastische Wicklung des Kniegelenkes erneuten Schmerzen vorbeugen. Durch die elastische Binde wird das Gelenk gewärmt und bis zu einem gewissem Grade gestützt. Einen ähnlichen Effekt können Sie mit einer Gummikniekappe erreichen, in die zum Teil stabilisierende Metallspiralen und komprimierende Silikonpolster eingebaut sind. Ob ein solche Kniebandage erforderlich ist, müssen Sie im Gespräch mit Ihrem Arzt klären.

Kniebeschwerden bei Erkrankungen der Hüften und der Wirbelsäule

Ich erinnere mich noch sehr gut an einen etwa 50jährigen Patienten, den ich bereits seit langem kannte und der zu mir mit Kniebeschwerden in die Praxis kam. Er berichtete: »Ich kann einfach nicht mehr richtig laufen. Mein Knie tut mir sehr weh, besonders schlimm ist es, wenn ich nach längerem Sitzen aufstehe. Sobald ich eine Strecke gelaufen bin, wird es besser.«

Ich wußte, daß der Patient nicht übertrieb und mich nicht bei jeder Befindensstörung aufsuchte. Trotz genauester Untersuchung des Kniegelenkes konnte ich nichts Krankhaftes feststellen. Bänder und Menisken waren in Ordnung, das Röntgenbild zeigte einen völlig intakten Gelenkspalt und keinen Hinweis für eine Knorpelschädigung. Ich bat den Patienten, sich nochmals auf die Liege zu legen und sah, daß er beim Aufstehen vom Stuhl starke Schmerzen hatte. Ich untersuchte das Kniegelenk noch einmal und erhob wieder einen normalen Befund. Jetzt bemerkte ich aber eine starke Bewegungseinschränkung der Hüfte. Der Patient konnte das Hüftgelenk nicht strecken, er hatte große Schwierigkeiten beim An- und Abspreizen. Die Drehfähigkeit des Gelenks war weitgehend aufgehoben. Ich ließ eine Röntgenaufnahme der Hüfte anfertigen und konnte nun eine starke Verschmälerung des Gelenkspaltes als Zeichen für eine Arthrose erkennen. Der Gelenkverschleiß war bereits sehr ausgeprägt, obwohl der Patient niemals über Hüft-, sondern immer nur über Kniegelenksbeschwerden klagte.

Das Beispiel zeigt, wie intensiv Schmerzen in das Kniegelenk ausstrahlen können. Deshalb wird der Orthopäde bei unklaren Knieschmerzen auch die Hüfte und Lendenwirbelsäule mituntersuchen.

Neben den Hüftarthrosen bereitet vor allem eine Erkrankung des mittleren Erwachsenenalters, die *Hüftkopfnekrose* Beschwerden im Kniegelenk. Von ihr werden überwiegend Männer betroffen. Die Hüftkopfnekrose entsteht als Folge einer Durchblutungsstörung des Hüftkopfes, einem »Infarkt«. Im Gegensatz zum Kind, bei dem wir eine ähnliche Erkrankung kennen (Perthessche Erkrankung) kann sich der Knochen des Erwachsenen nicht mehr erholen. Er zerfällt. Die Behandlung dieser Erkrankung ist schwierig. Mit ausgedehnten operativen Eingriffen gelingt es manchmal das Gelenk zu erhalten.

Ebenso häufig wie Hüftgelenkerkrankungen können auch Veränderungen der Wirbelsäule zu Kniebeschwerden führen. Die Wirbelsäule umschließt das Rückenmark. Auf jeder Wirbelkörperetage ziehen Nerven nach rechts und links aus dem Wirbelkanal heraus und versorgen unsere Muskulatur. So breiten sich zum Beispiel die Nerven der Halswirbelsäule über die Arme bis in die Fingerspitzen aus.

Wird der siebente Halswirbelsäulennerv geschädigt, dann stehen nicht die Schmerzen im Nacken, sondern eine Gefühlsstörung im zweiten und dritten Finger im Vordergrund. Die unteren Extremitäten werden von den Nervensträngen der Lendenwirbelsäule versorgt. Für das Kniegelenk und die umgebenden Muskeln sind die Nerven, die die Lendenwirbelsäule (vor allem der 3. und 4. LWS-Nerv) verlassen, verantwortlich. Ein Bandscheibenvorfall oder eine knöcherne Einengung des Nervenaustrittskanals können sowohl zu Schmerzen im Kniegelenk als auch zu einer Gefühlsstörung oder Schwächung des großen Oberschenkelmuskels führen. Obwohl die Krankheit ihren Sitz in der Lendenwirbelsäule hat, berichtet der Patient über Kniebeschwerden und eine Gangunsicherheit: Das Bein knicke ihm auf der Straße »einfach weg«, er habe kein richtiges Gefühl mehr im Knie. Die Untersuchung ergibt wiederum ein völlig gesundes Kniegelenk. Den ersten Hinweis gibt der Patient bereits mit der Schilderung seiner Beschwerden. Typisch für die Schädigung des Wirbelsäulennerven ist die von ihm geäußerte Schwäche der Muskulatur, das Wegknicken und die Gefühlsstörung.

Nachdem ich Erkrankungen des Kniegelenkes ausgeschlossen habe, untersuche ich den Patienten neurologisch und grenze die Gefühlsstörung näher ein. Die Prüfung der Kraft und der Reflexe gibt mir weitere Hinweise. Um die Diagnose zu sichern, sind zusätzliche Untersuchungen, ein Röntgenbild der Wirbelsäule und gegebenenfalls eine Computertomographie erforderlich. Bei diesem Verfahren werden im Gegensatz zum Röntgenbild nicht nur die Knochen, sondern auch die Weichteile sichtbar gemacht. Mit ihrer Hilfe läßt sich genau erkennen, wo der Nerv von der Bandscheibe oder dem umgebenden Knochen gedrückt wird.

Je nach Schwere der Veränderung wird man dem Patienten entweder eine konservative, physiotherapeutische und krankengymnastische oder operative Behandlung empfehlen. Ist die Schwäche ausgeprägt, das heißt, knickt das Knie beim Gehen weg, dann darf mit einem operativen Eingriff nicht länger gewartet werden, da die Gefahr einer dauerhaften Lähmung besteht. Die Operation befreit den Nerven, der sich in den folgenden Wochen regenerieren kann.

Kniebeschwerden vermeiden

Das gängige Sprichwort »Vorbeugen ist besser als heilen« gilt auch für das Kniegelenk.

Sie haben in den vorausgegangenen Kapiteln Empfehlungen für eine gelenkschonende Behandlung Ihres Knies bekommen. Die Ratschläge wurden in den Abschnitten über die Arthrose, den Meniskusschaden, die Chondropathie usw. dargestellt. Da diese Kapitel zum Teil sehr speziell und nicht für jeden Leser von Interesse sind, habe ich die allgemeinen Hinweise für eine knieschonende Lebensweise noch einmal zusammengefaßt. Wenn Sie das Buch bis hier gelesen haben, dann werden Sie auf den folgenden Seiten keine neuen Informationen erhalten und können direkt zum nächsten Kapitel (ab S. 144) übergehen.

Sie brauchen Ihr Kniegelenk nicht zu schonen, sollten sich aber »gelenkbewußt« verhalten. Der wichtigste Grundsatz lautet:

Bewegung ist gut, statische Belastung schlecht.

Vor allem die einseitige Belastung wird schlecht vertragen. Ein Radrennfahrer oder Langstreckenläufer bekommt in der Regel keine sportbedingte Arthrose. Trotz intensiver Beanspruchung wird das Knie bei jeder Bewegung wieder neu geschmiert und für die Funktion vorbereitet. Ganz anders ist die Situation bei einem Lagerarbeiter oder eine Verkäuferin. Beide müssen unter Umständen stundenlang auf einem Fleck stillstehen und belasten dabei immer wieder die gleichen Knorpelanteile. Das Gelenk wird nicht »durchbewegt«, es fehlt die wiederholte Benetzung mit Gelenkflüssigkeit. Obwohl die objektive Belastung viel geringer ist als bei einem Langstreckenläufer, begünstigt die einseitig stehende Arbeit die Arthrose. Die statische Körperhaltung wird sich vor allem dann ungünstig auswirken, wenn der Betreffende keine ausgleichenden Bewegungen in seinen Tagesablauf einbaut. Das kann ein morgendliches oder abendliches Gymnastikprogramm, längere Spaziergänge oder ein Sport sein. Im Begriff »Ausgleichssport« steckt schon die wichtigste Aufgabe der körperlichen Übung. Der Sport ermöglicht uns, die einseitige berufliche Beanspruchung zu kompensieren und gesund zu bleiben.

Von nicht zu unterschätzender Bedeutung bei der Entstehung von Kniebeschwerden sind das Übergewicht und der Bewegungsmangel. Beides sind zwei Seiten der gleichen Medaille. Menschen, die sich kaum bewegen, verbrauchen zu wenig Kalorien, sie speichern sie und nehmen im Laufe der Zeit an Gewicht zu. Das hohe Körpergewicht macht die Bewegung anstrengender, man kommt schneller aus der Puste; die Bewegung macht keine

Freude mehr. Fazit: Man bewegt sich noch weniger. Sie kennen die gesundheitlichen Folgen des Übergewichtes, die sich in der Begünstigung von Herz-Kreislauf-Krankheiten, vor allem dem Herzinfarkt und dem Schlaganfall zeigen. An diesen Erkrankungen sterben die meisten Menschen. An der Kniearthrose stirbt man nicht, aber der Mangel an Bewegung macht auch dem Knie zu schaffen. Da die meisten Menschen den größten Teil des Tages sitzen und die Kniescheibe durch die gebeugte Position an die Oberschenkelrollen gedrückt wird, beeinträchtigt diese scheinbar erholsame Körperhaltung den Gelenkknorpel (s. S. 50). Stehen wir nach längeren Sitzen auf, dann belasten wir erneut punktförmig die Kniescheibe. Durch das Anspannen des Oberschenkelmuskels hebeln wir das gesamte Körpergewicht über die Kniescheibe und die Oberschenkelrollen. Wurde das Gelenk vorher nicht bewegt, dann gleiten die mangelhaft geschmierten Gelenkflächen mit erhöhtem Widerstand gegeneinander. Besonders ungünstig muß sich ein solches Verhalten bei übergewichtigen Menschen auswirken. Es wundert mich nicht, wenn ein Patient, der 15 Kilogramm zuviel wiegt, sich beklagt, – er leidet wirklich:

»Herr Doktor, ich komme ja kaum vom Stuhl hoch, immer wenn ich Treppen steige oder in den Keller gehe, schabt es in meinen Knien, es tut mir sehr weh. Aus der Hocke komme ich überhaupt nicht hoch.«

Die Medizin kann nur sehr begrenzt helfen. Was kann ich dem Patienten empfehlen?

Ich werde versuchen, ihm die Ursachen seiner Beschwerden zu erklären. Obwohl ich weiß, wie schwer es ist, abzunehmen und sich von den alltäglichen Ernährungsgewohnheiten und der eingefahrenen Lebensweise zu trennen, spreche ich mit ihm über sein Körpergewicht. Ich überlege, welche Hilfen der Patient in Anspruch nehmen kann. Vielleicht ist eine ohnehin geplante Kur ein willkommener Anlaß, um die Gewichtsreduktion einzuleiten. Auch der Hausarzt kann ein Programm zur Gewichtsreduktion erarbeiten. Vielfach bieten Krankenkassen oder Volkshochschulen Kurse für Übergewichtige an. Menschen die abnehmen möchten, sollten die Möglichkeit haben über einen längeren Zeitraum von ihrem Arzt betreut zu werden. Mit dem Hinweis: »Jetzt nehmen Sie erst mal ab, wenn Sie 20 kg abgespeckt haben, dann können wir uns wieder über die Behandlung Ihrer Knie unterhalten!« ist dem Patienten nicht geholfen!

Auch wenn man gezwungen ist, den überwiegenden Teil des Tages zu sitzen, kann man das auf »knieschonende Weise« tun. Ein Fußbänkchen entlastet die Kniescheibenrückfläche. Es sollte an keinem Schreibtisch fehlen. Bewegen Sie ihre Beine zwischendurch unter dem Schreibtisch. Strecken Sie sie ganz aus und spannen Sie Ihre Muskulatur kräftig an.

Halten Sie die Spannung für einige Sekunden und entspannen Sie die Muskulatur danach. Wiederholen sie diese Übungen mehrmals am Tag. Das wird Ihnen um so leichter fallen, je weniger Publikumsverkehr Sie haben und je besser Sie sich den Tag selbst strukturieren können. Ziehen Sie die Schuhe zwischendurch aus, denn Ihren Füßen tut die Freiheit gut.

Haben Sie längere Zeit gesessen, dann stehen Sie nicht gleich auf, sondern legen eine Hand unter den Oberschenkel und heben mit ihr das Bein an und strecken das Knie. Pendeln Sie mehrmals mit den Unterschenkeln. Wiederholen Sie diese kleine Übung mit dem anderen Bein und stehen Sie erst jetzt auf. Sie haben den Knorpel mit Gelenkflüssigkeit benetzt und ihn für die Belastung vorbereitet. Stützen Sie sich mit Ihren Armen am Schreibtisch oder einem anderen Möbelstück ab, um die Knie zu entlasten.

Bereitet Ihnen das Treppensteigen Beschwerden, so benutzen Sie besser den Aufzug. Es hat keinen Sinn ein gereiztes Gelenk zusätzlich zu belasten. Wenn Sie in die Hocke gehen wollen, dann achten Sie darauf, daß Ihre Füße parallel stehen. Ein Fuß, der in der Hocke stark nach außen gedreht wird, bringt die Menisken unter Druck. Es kann passieren, daß sich der Meniskus beim Aufstehen durch eine unwillkürliche Drehbewegung einklemmt und einreißt.

Während beim völlig gesunden Knie keine Einwände gegen Kniebeugen zur Kräftigung der Oberschenkelstreckmuskulatur und zur Verbesserung der Kondition erhoben werden, sollten Sie sie nicht gegen den Schmerz erzwingen. Schon ein leichter Verschleiß kann durch forcierte Kniebeugen in eine aktivierte Arthrose übergehen und für Wochen Ihr Befinden beeinträchtigen.

Müssen Sie auch in Zukunft eine überwiegend stehende Arbeit ausüben, dann überlegen Sie, wie Sie Ihre Knie entlasten können. Sofern Ihre Arbeit es zuläßt, sollten Sie sich zwischendurch hinsetzen. Strecken Sie Ihre Beine dabei aus. Diese Haltung entlastet die Kniescheibenrückfläche am besten. Sie können sich das Stehen mit einer Stehhilfe erleichtern. Sie sieht etwa wie ein Barhocker aus, hat einen Fuß und einen verstellbaren Sitz. Sie stützen sich mit Ihren Sitzbeinen auf der Hilfe ab und nehmen den Knien einen Großteil des Körpergewichtes ab.

Ein besonderes Problem stellt die hockende und kniende Arbeit dar. Man weiß seit langem, daß diese Arbeitshaltung für die Kniegelenke besonders anstrengend ist. So wurde der Meniskusschaden bei Bergleuten schon vor langer Zeit als Berufserkrankung anerkannt. Seit einigen Jahren berücksichtigt die Berufsgenossenschaft auch Meniskusschäden bei Perso-

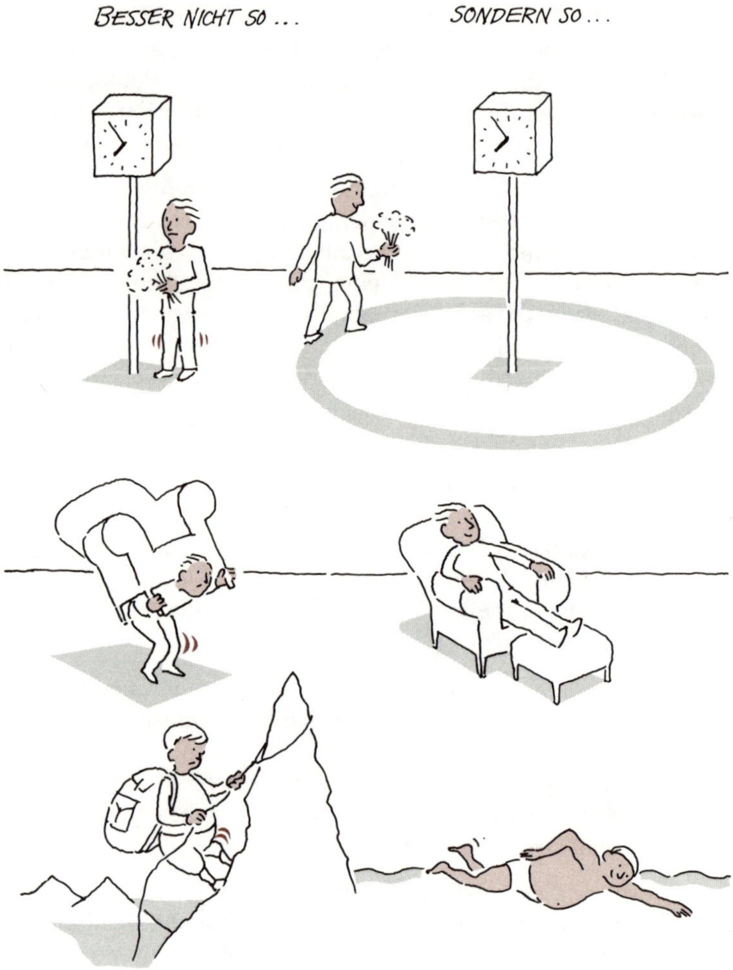

Abb. 35

nen, die in anderen kniebelastenden Berufen arbeiten (z. B. Fliesenleger). Sofern Sie viele Jahre in kniender Position tätig waren und an einem Meniskusschaden leiden, können Sie einen Antrag auf Feststellung einer Berufskrankheit stellen. Allerdings muß die Arbeit mit Wahrscheinlichkeit als Ursache der Veränderung anerkannt werden.

Knieschützer aus Gummi sind bei kniender Arbeit zu empfehlen. Sie verteilen den auf Kniescheibe und Schienbeinrauhigkeit einwirkenden Druck und beugen der Entstehung einer Schleimbeutelentzündung vor. Möglicherweise haben sie auch einen günstigen Effekt im Hinblick auf die Vermeidung einer Arthrose.

Hockende und kniende Tätigkeiten sollten nicht ununterbrochen ausgeführt werden. Stehen sie zwischendurch auf und gehen Sie umher. Auch wenn diese Unterbrechung nur wenige Minuten dauert, so beugen Sie der Entstehung eines oberflächlichen Knorpelschadens vor. Gleichzeitig verbessern Sie damit die Blutversorgung der Beine. Das venöse Blut fließt leichter zum Herzen zurück.

Menschen, die lange Auto fahren müssen, sollten darauf achten, nach spätestens zwei Stunden eine Pause zu machen, um sich die Beine zu vertreten. Schon nach einigen Schritten geht es Ihnen besser, und die Steifheit in den Gelenken verliert sich. Da der rechte Fuß das Gaspedal bedient, wird dieses Knie in einer einseitigen Position gehalten. Am Schreibtisch können Sie Ihr Bein ausstrecken und anwinkeln, auf der Autobahn geht das leider nicht. Besser als PKWs mit einer manuellen Schaltung sind Wagen, die mit einer Automatik ausgerüstet sind. Das häufige Kuppeln belastet die Oberschenkelrollen und die Kniescheibenrückfläche. Bei einer Automatik können Sie in Ruhe das linke Bein ausstrecken. Manche Fahrzeughersteller haben zusätzlich eine kleine schräge Ebene zum Abstellen des Fußes angebracht.

Freizeit und Sport

Sie müssen kein »Gesundheitsapostel« sein, um mit gesunden Knien zu leben. Seien Sie auch nicht überbesorgt. Die Bewegung tut sowohl dem Kreislauf als auch den Gelenken gut. Gehen sie spazieren, fahren Sie Rad, vermeiden Sie Überlastungen.

Häufig entstehen (vorhersehbare) Beschwerden während einer Bergwanderung, die mit einem mehrstündigen Auf- oder Abstieg verbunden sind. Sie können diese Probleme durch eine bessere Planung der Wanderung vermeiden. Teilen Sie die Steigungen auf, das heißt, laufen Sie nur eine halbe-, eine- oder zwei Stunden; machen Sie danach eine längere Pause und setzen Sie später Ihren Weg fort. Besonders ungünstig sind schnelle Abstiege, da die Kniescheibe jeden Schritt abfangen muß und einem maximalen Druck ausgesetzt wird. Sie bremst Schritt für Schritt mehrere hundert Kilo (Wirkung der Schwerkraft)!

Eine Hilfe bei derart beschwerlichen Exkursionen sind zwei Wanderstöcke. Stehen Ihnen diese nicht zur Verfügung, dann nehmen Sie einfach zwei lange Äste, die die gleiche Funktion erfüllen. Haben Sie vor, längere Zeit zu wandern, dann verteilen Sie Auf- und Abstieg auf verschiedene Tage. Ich habe häufig Patienten in der Paxis gesehen, die sich anläßlich einer Wanderung oder einer Besichtigung zuviel zugemutet hatten. Sie kamen mit einem geschwollenen, stark schmerzhaften Knie zu mir und es dauerte mehrere Wochen, bevor die Beschwerden wieder vollständig abgeklungen waren.

Passen Sie den Sport der Leistungsfähigkeit Ihrer Knie an. Hatten Sie bisher nie Kniebeschwerden und sind Sie gut durchtrainiert, dann gibt es keine besonderen Einschränkungen. Ganz anders ist die Situation natürlich bei Menschen, die einen Bänderschaden haben oder bei denen der Meniskus entfernt wurde. War der Meniskusriß nur klein und konnte er mittels einer Kniegelenksspiegelung begradigt werden, so bestehen ebenfalls keine relevanten Einschränkungen. Zwar ist auch die Operation eines großen Risses mit der Arthroskopie gelenkschonend, andererseits fällt danach ein Teil der Stoßdämpferwirkung des Meniskus weg.

Die nebenstehende Tabelle teilt wichtige Sportarten nach ihrer Knieverträglichkeit ein. In der *ersten Gruppe* finden Sie Sportarten, die nicht oder nur wenig belastend sind und auch mit Vorschäden betrieben werden können. Die *zweite Gruppe* enthält Disziplinen, die höhere Anforderungen an die Belastbarkeit und Funktion des Kniegelenkes stellen und die *dritte Gruppe* erfordert ein voll funktionsfähiges Kniegelenk, bei dem keine Leistungseinschränkungen vorhanden sein dürfen.

Gruppe I	Gruppe II	Gruppe III
Golf, Laufen, Paddeln, Radfahren, Rudern, Schießen, Schwimmen, Spazierengehen.	Badminton, Basketball, Bodybuilding, Fechten, Handball, Reiten, Skilanglauf, Surfen, Tennis, Tischtennis, Volleyball, Wasserball, Wandern.	Bergsteigen, Boxen, Drachenfliegen, Fallschirmspringen, Fußball, Gewichtheben, Paragliding, Ringen, Skiabfahrtslauf, Sprungsportarten, Turnen.

Diese Tabelle kann Ihnen natürlich nur Hinweise geben. Sie sollten die Frage, ob eine Sportart für Sie geeignet ist, mit einem Trainer, Ihrem Hausarzt oder Orthopäden besprechen. Je nach Art der Einschränkung und der früheren Beschwerden können auch Sportarten, die in der Gruppe I erwähnt wird, sich als ungeeignet erweisen. Beim Brustschwimmen kommen die Innenbänder bei der Grätsche unter deutlichen Zug, da der Unterschenkel beim Zusammenführen Wasser verdrängen muß. Darüber hinaus wird das Knie bei der Grätsche stärker angebeugt. Menschen, die eine Innenbandlockerung haben oder bei denen ein Verschleiß der Kniescheibenrückfläche vorliegt, sollten auf die Kraulbewegung ausweichen oder eine andere Sportart wählen.

Übungsteil

Auf den folgenden Seiten erhalten Sie einige Anregungen für Übungen zur Verbesserung des Stoffwechsels des Kniegelenkes und zur Kräftigung der gelenkstabilisierenden Beinmuskulatur. Die Knie sind auf eine guttrainierte Muskulatur angewiesen. Je besser die Muskulatur entwickelt ist, um so größer ist die Stabilität und um so geringer die Verletzungsgefahr.

Im Rahmen eines Ratgebers können nur einige wenige Übungen dargestellt werden. Nach einer Verletzung oder Erkrankung hat sich die Kranken- oder Heilgymnastik sehr bewährt. Sie fördert die Regeneration und verkürzt die Rekonvaleszenz. Sie können mit dem Krankengymnasten oder Physiotherapeuten weitere Übungen besprechen und Ihr häusliches Training dadurch ergänzen.*

Wenn Sie während oder nach den Übungen Schmerzen oder eine Schwellung verspüren, dann sollten Sie vorerst pausieren und Ihren Therapeuten oder Arzt um Rat fragen. Ein Muskelkater ist ein gutes Zeichen, er beweist daß sie intensiv geübt haben.

Führen Sie die Übungen nacheinander durch. Halten Sie die eingezeichnete Position jeweils für ca. 10 Sekunden Dauer. Pausieren Sie danach 15–30 Sekunden und wiederholen die gleiche Übung 5–10mal. Dann gehen Sie zur nächsten Übung über. Werfen Sie die Flinte nicht ins Korn, wenn es im ersten Anlauf nicht so gut wie auf der Abbildung klappt. Nach einiger Zeit kräftigt sich die Muskulatur, und Sie sind dann in der Lage, Ihr Bein ebensogut gegen die Schwerkraft anzuheben oder abzuspreizen.

---

* Wenn Sie sich selbst weiter informieren möchten, so können Ihnen die folgenden Bücher empfohlen werden:
D. Ehrich, R. Gebel: Aufbautraining nach Sportverletzungen. Münster 1985;
T. Einsingbach, A. Klümper, L. Biedermann: Sportphysiotherapie und Rehabilitation. Stuttgart 1988.

1. Übung: Pendelübung im Sitzen

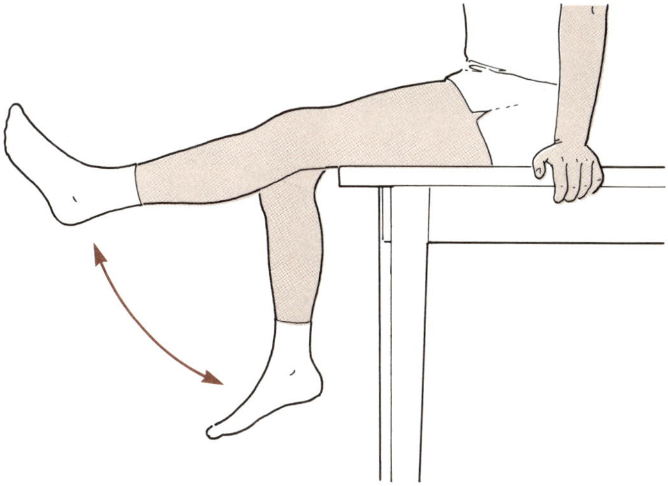

Abb. 36

Ziel der Übung:
Verbesserung des Gelenkstoffwechsels
Erhalt oder Verbesserung des Bewegungsumfangs nach Operationen, Verletzungen und bei Arthrosen
Kräftigung der Oberschenkelmuskulatur

Eine unterstützende Wirkung wird erreicht durch:
Sofern eine Kräftigung der Oberschenkelstreckmuskulatur erreicht werden soll, kann das Sprunggelenk mit einer Gewichtsmanschette verstärkt werden

Nicht durchführen bei:
Chondropathia patellae und aktivierten Arthrosen des Kniescheibenrückflächen-Oberschenkelrollen-Gelenks

2. Übung: Anheben und Halten des gestreckten Beins*

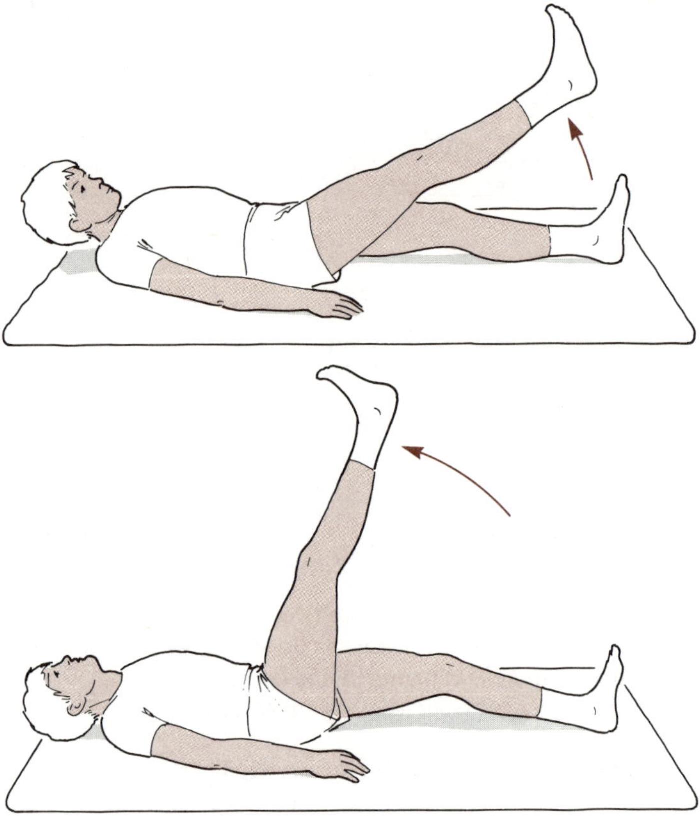

Abb. 37

Ziel der Übung:
Kräftigung der Oberschenkel-Unterschenkel-Gesäß- und Bauchmuskulatur

Eine unterstützende Wirkung wird erreicht durch:
Benutzung einer Gewichtsmanschette

Nicht durchführen bei:
Akuten Erkrankungen der Wirbelsäule, Muskelverletzungen

* Heben Sie das Bein in der ersten Übungsserie jeweils bis 45° an. In der zweiten Serie versuchen Sie es soweit wie möglich anzuheben.

3. Übung: Abspreizung des gestreckten Beins in Seitenlage

Abb. 38

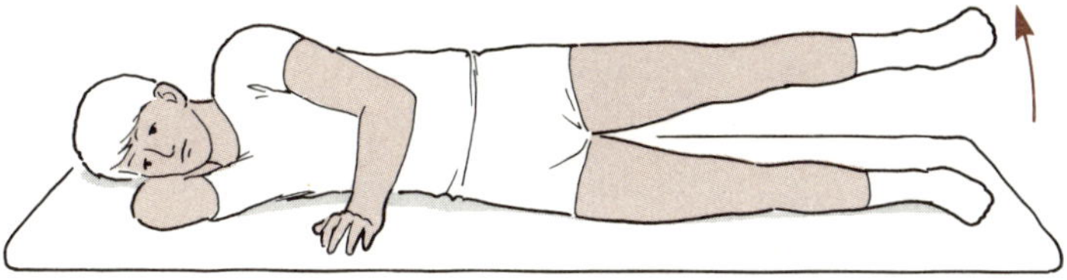

Ziel der Übung:
Kräftigung der Abspreiz- und Gesäßmuskulatur
Stabilisierung des Kniegelenkes

Eine unterstützende Wirkung wird erreicht durch:
Der Trainingseffekt wird durch die Benutzung einer Gewichtsmanschette erhöht.

Nicht durchführen bei:
Entzündungen der seitlichen Oberschenkelsehnenplatte, Periarthropathia coxae

4. Übung: Abspreizen und Überschlagen des gestreckten Beins in Rückenlage

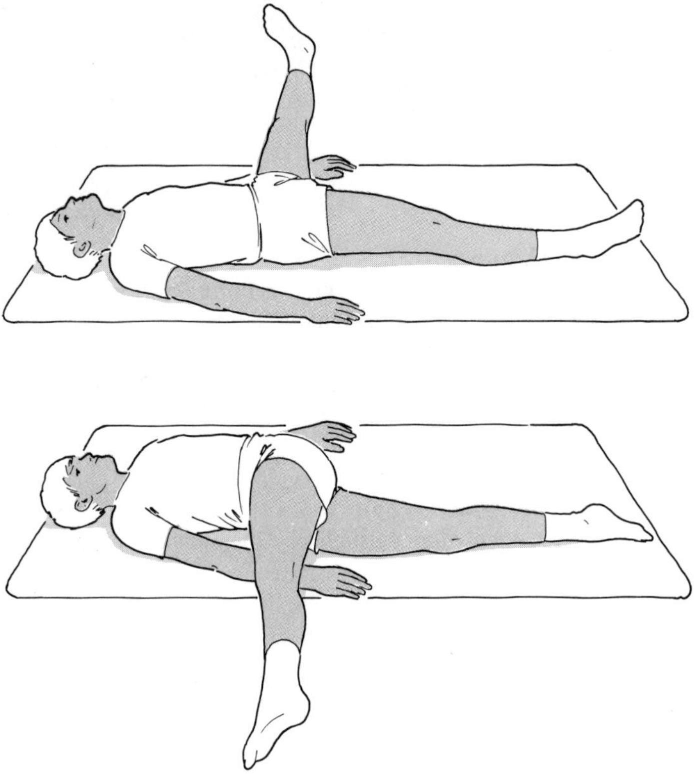

Abb. 39

Ziel der Übung:
Muskuläre Kräftigung der Gliederkette des Beins: Hüft-Oberschenkel-Unterschenkelmuskulatur, zusätzliches Training der Bauch- und Rückenmuskeln

Eine unterstützende Wirkung wird erreicht durch:
Gewichtsmanschette

Nicht durchführen bei:
Akuten Erkrankungen der Wirbelsäule
Muskelverletzungen

5. Übung: Anheben des gestreckten Beins in Bauchlage

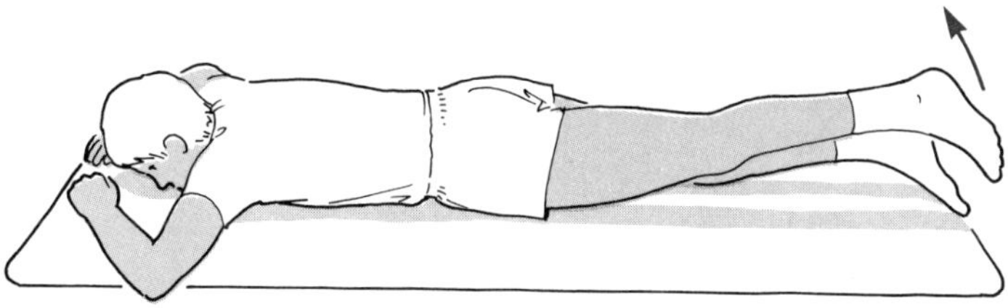

Abb. 40

Ziel der Übung:
Kräftigung der rückwärtigen Oberschenkelmuskulatur, der Rükken- und Gesäßmuskeln sowie der Zehenbeuger

Eine unterstützende Wirkung wird erreicht durch:
Gewichtsmanschette

Nicht durchführen bei:
Zustand nach frischer Operation der Kniekehle

Wiederaufnahme »normaler körperlicher« und sportlicher Aktivität

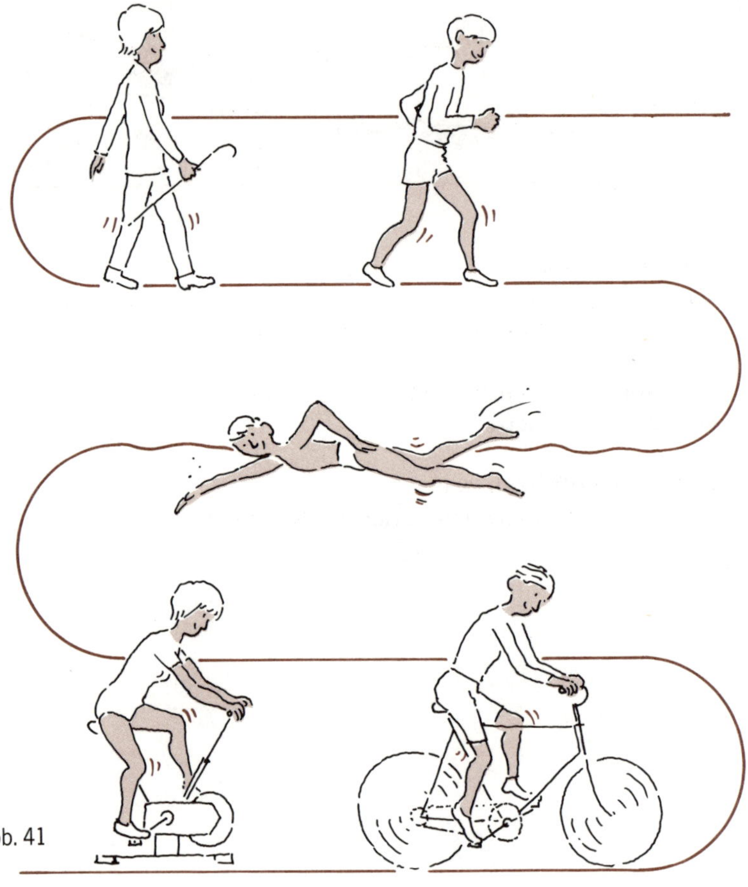

Abb. 41

Ziel der Übung:
Wenn Sie bei normalem Gehen keine Beschwerden mehr haben, können Sie vorsichtig mit knieschonenden Sportarten beginnen. Diese Beispiele sind nur eine kleine Auswahl

Nicht durchführen bei:
Wiederkehrender oder anhaltender Schwellung des Kniegelenks

Glossar

Auf den folgenden Seiten finden Sie ein alphabetisches Verzeichnis wichtiger diagnostischer und therapeutischer Verfahren, die bei Erkrankungen des Kniegelenkes zur Anwendung kommen. Neben den konservativen werden auch wichtige operative Behandlungsmethoden erklärt. Sie erhalten Hinweise zu ihrem therapeutischen Nutzen und möglichen Nebenwirkungen. Das Verzeichnis soll Ihnen zur schnellen Orientierung dienen. Ausführlichere Hinweise erhalten Sie in den jeweiligen Kapiteln.

Antirheumatisch wirksame Medikamente
Präparate, die eine Entzündungshemmung und Schmerzlinderung bewirken. Zu ihnen gehören neben anderen die Acetylsalicylsäure (Aspirin, ASS), Ibuprofen, Diclofenac, Indometacin und Piroxicam. Diese Medikamentengruppe dient zur Behandlung von schmerzhaften, aktivierten Arthrosen, entzündlich rheumatischen Erkrankungen und stärker ausgeprägten Reizzuständen, zum Beispiel nach Verletzungen. Der Schmerz wird gelindert, die Schwellung nimmt ab und die Beweglichkeit verbessert sich.
Bei der Anwendung dieser Medikamente muß auf mögliche Nebenwirkungen wie Magenunverträglichkeit, Magenschleimhautentzündung bzw. -geschwür und eine Beeinträchtigung der Leber- und Nierenfunktion geachtet werden.

Arthrographie
Röntgenuntersuchung des Kniegelenkes nach Einbringung von strahlenundurchlässigem Kontrastmittel in Kombination mit Luft oder anderen Gasen. Mit der Arthrographie ist es möglich, die Menisken und andere Weichteile, die in einer normalen Röntgenuntersuchung unsichtbar bleiben, darzustellen. Der Hauptnutzen liegt in der Diagnostik von Meniskusverletzungen. Die Einspritzung des Kontrastmittels muß unter aseptischen Bedingungen erfolgen, damit keine Krankheitskeime in das Gelenk eingebracht werden. Personen die an Allergien leiden, sollten den Röntgenarzt vor einer solchen Untersuchung auf ihre Allergieneigung aufmerksam machen.

Arthrotomie – Kniegelenkseröffnung
Operative Eröffnung des Kniegelenkes zu therapeutischen (früher auch diagnostischen) Zwecken. Mit der Kniegelenkseröffnung erhält der Operateur Einblick in das Gelenk. Er ist nun in der Lage, die vorliegende Störung zu beseitigen bzw. Verletzungsfolgen zu behandeln. Die häufigsten Anlässe für eine Arthrotomie

sind die Naht eines oder mehrerer verletzter Bänder, die Begradigung des Meniskus, die Entfernung von freien Gelenkkörpern oder die Glättung von Gelenkflächen. Bei schonender Operationstechnik ist mit keinen wesentlichen Nebenwirkungen zu rechnen. In weniger als 1% aller Fälle kann eine Infektion durch das Einschleppen von Krankheitskeimen entstehen.

Bandage
Rundgestrickter Strumpf, der das Knie umschließt und in den zur Stabilisierung oder Kompression Stahldrähte, Scharniere oder Silikonpolster eingebaut sein können. Die Bandage komprimiert, wärmt und stützt. Sie erleichtert die Nachbehandlung von Verletzungen. Viele Patienten, die an einer Arthrose leiden, empfinden durch sie eine Linderung.
Mit einer Bandage läßt sich keine vollständige Stabilisierung des Kniegelenkes erreichen. Hierzu ist eine gelenkgeführte Orthese notwendig.

Bandnaht
Operativer Eingriff zur Vereinigung von gerissenen Kreuz- oder Seitenbändern. In der Regel wird für die Bandnaht eine konventionelle Eröffnung des Kniegelenkes notwendig sein. In Ausnahmefällen kommt auch ein arthroskopischer Eingriff in Frage, bei dem die Naht mit speziellen Instrumenten durch eine Sonde vorgenommen wird. Eine Bandverletzung sollte möglichst rasch operativ versorgt werden, um Folgeschäden wie ein Schlottergelenk zu vermeiden.

Bandplastik
Eingriff zur Rekonstruktion der Kreuz- und/oder Seitenbänder. Liegt eine Kreuz- oder Seitenbandverletzung bereits längere Zeit (mehr als sechs Wochen) zurück, dann lassen sich die abgerissenen Bandenden nicht mehr durch Naht vereinigen. Es ist notwendig, körpereigenes oder Fremdgewebe zur Stabilisierung einzubringen. An Fremdmaterialien werden u.a. Trevira- und Goretexbänder verwandt.
Eine Bandplastik ist angezeigt, wenn eine deutliche Gang- bzw. Standunsicherheit besteht oder stärkere körperliche Belastungen im Rahmen der Arbeit oder des Sports nicht mehr muskulär kompensiert werden können.
Es handelt sich um einen großen operativen Eingriff, der die Stabilität des Gelenkes wiederherstellt. Die Belastbarkeit gegenüber einem gesunden Knie bleibt jedoch herabgesetzt.

Computertomographie
Diagnostisches Verfahren, bei dem mittels Röntgenstrahlen und einer computerisierten Auswertung ein detailliertes Bild des Körpers (des Kniegelenkes) entsteht. Mit der Computertomographie können auch Weichteilstrukturen sichtbar gemacht werden. Sie können vor einem großen operativen Eingriff angezeigt sein, sofern sich der Orthopäde bzw. Chirurg einen exakten Überblick über die Verletzungsfolgen oder die Erkrankung des Gelenkes machen möchte.

Elektrotherapie
Anwendung von elektrischen Strömen zur Behandlung von Erkrankungen und Veränderungen des Skelettsystems. Die Elektrotherapie aktiviert den Stoffwechsel und die Durchblutung und verbessert den Abtransport von verbrauchten Stoffwechselprodukten. Sie ist angezeigt bei Sehnenansatzentzündungen, aktivierten Arthrosen sowie zur Nachbehandlung von Verletzungen der Muskeln und Sehnen.
Nebenwirkungen sind durch eine Elektrotherapie im allgemeinen nicht zu erwarten. Menschen mit Herzschrittmachern sollten nicht elektrotherapeutisch behandelt werden.

Endoprothese
Kunstgelenk zum Ersatz des Kniegelenkes (oder anderer Gelenke) bei dessen weitgehender Zerstörung. Der Einbau eines Kunstgelenkes ist nur dann angezeigt, wenn mit anderen operativen oder konservativen Mitteln keine Besserung zu erzielen ist. Endoprothesen kommen bei einem schweren mechanischen Verschleiß (Arthrose) oder einer zerstörenden Entzündung (z. B. rheumatoide Arthritis) zur Anwendung. Der Patient, der vorher nicht mehr in der Lage war, sein Knie zu belasten, lernt nach der Operation wieder gehen. Der Einbau eines Kunstgelenkes ist ein großer Eingriff, bei dem die Vor- und Nachteile, insbesondere die allgemeine Belastung des Patienten durch die Operation, abgewogen werden müssen.

Gelenkinjektion
Einspritzung von Medikamenten in ein Gelenk. Die Verabreichung von Medikamenten in das Kniegelenk ist vor allem zur Behandlung stark schmerzender, aktivierter Arthrosen oder entzündlich rheumatischer Prozesse angezeigt. Neben wäßrigen Lösungen unterschiedlicher Zusammensetzung kann auch Kortison zur Anwendung kommen. Der Nutzen der Gelenkinjektion ist

gegen eine mögliche Komplikation, die Infektion des Kniegelenkes, abzuwägen. Das Risiko ist gering, es beträgt etwa 1 : 10 000 bis 1 : 15 000.

Gelenkspiegelung – Arthroskopie

Operatives Verfahren zu diagnostischen oder therapeutischen Zwecken, bei dem eine Sonde in das Gelenk eingeführt wird. Der Operateur ist nun in der Lage, alle Teile des Gelenkes über ein optisches System (zum Beispiel Fernsehschirm) zu betrachten. In der gleichen Sitzung können auch therapeutische Eingriffe durchgeführt werden. Am häufigsten ist die Behandlung von Meniskusschäden.

Relevante Nebenwirkungen sind durch die Arthroskopie nicht zu erwarten. Für den Eingriff ist eine allgemeine oder regionale Betäubung erforderlich.

Gipsbehandlung

Ruhigstellung des Kniegelenkes durch einen Gipsverband. Eine Gipsbehandlung ist angezeigt, wenn eine weitgehende Stabilisierung des Kniegelenkes zur Heilung erforderlich ist. Eine Gipshülse wird häufig bei Verletzungen angelegt, bei denen die Gelenkkapsel und die Kniebänder überdehnt wurden. Auch Entzündungen des Kniegelenkes können kurzfristig mit einem Gipsverband ruhiggestellt werden.

Der Nutzen der Ruhigstellung ist mit einer möglichen, durch den Gipsverband verursachten Bewegungseinschränkung abzuwägen. Aus diesem Grunde sollte der Gips nur solange wie nötig belassen werden. An die Gipsbehandlung wird sich in der Regel eine krankengymnastische Therapie anschließen, um die volle Gelenkbeweglichkeit wiederherzustellen und die Muskulatur aufzutrainieren.

Kernspintomographie

Diagnostisches Verfahren, das die plastische Darstellung des Kniegelenkes ohne Anwendung von Röntgenstrahlen ermöglicht. Es beruht auf der Messung und computerisierten Auswertung elektromagnetischer Wellen, die nach Anlage eines starken Magnetfeldes vom Körper abgegeben werden. Im Gegensatz zum Röntgenverfahren lassen sich mit der Kernspintomographie auch die Weichteile, die Kreuzbänder und die Menisken darstellen.

Eine Kernspintomographie des Kniegelenkes ist keine Routineuntersuchung. Sie ist angezeigt, wenn sich die Diagnose nicht mit anderen einfacheren Verfahren sichern läßt und sich aus ihren

Ergebnis weitere therapeutische Schritte ergeben (zum Beispiel Feststellung eines Kreuzbandrisses: nachfolgend operative Bandnaht).

Knorpelaufbaupräparate
Bezeichnung für Substanzen, die den Knorpel zur Regeneration anregen sollen. Im eigentlichen Sinne des Wortes ist der Begriff Knorpelaufbaupräparat nicht korrekt, da es kein Medikament gibt, das in der Lage ist, den einmal abgenutzten Knorpel wieder aufzubauen. Bei den Medikamenten handelt es sich um Substanzen, die Aminosäuren oder Knorpel- und Knochenbestandteile enthalten. Man hofft, daß sie in den Knorpel eingebaut werden. Der sichere Beweis ihrer Wirksamkeit steht aus. Es handelt sich um Präparate wie AHP 200 und Dona 200 S. Trotz der nicht objektiv erwiesenen Wirkung berichten viele Patienten nach der Einnahme dieser Präparate über eine deutliche Besserung ihrer Beschwerden. Ihre Anwendung wird man deshalb im wesentlichen von der Stärke der subjektiven Beschwerden und der Erfolglosigkeit anderer therapeutischer Maßnahmen abhängig machen. Diese Präparate haben keine Nebenwirkungen.

Kompressionsverband
Druckverband zur Verhinderung einer Schwellung, zum Beispiel nach Punktion des Kniegelenkes. Besteht ein Erguß über einen längeren Zeitraum, dann wurde die Gelenkkapsel des Knies durch die Flüssigkeit überdehnt. Nach einer Punktion kann die schlaffe Gelenkkapsel neu einströmendem Gewebswasser keinen Widerstand entgegensetzen. Der Druckverband soll das Gelenk komprimieren und das schnelle Nachlaufen eines erneuten Ergusses verhindern.
Besondere Vorsicht ist bei Menschen mit arteriellen Durchblutungsstörungen und Krampfadern geboten, da sich durch ein zu festes Anlegen die Durchblutungssituation und der venöse Rückstrom des Unterschenkels verschlechtern können.

Kortison
Körpereigenes Hormon, das in der Nebennierenrinde produziert wird. Der Körper gibt dieses Hormon ab, um Streßsituationen besser zu bewältigen. Therapeutisch kann man sich die abschwellende und antientzündliche Wirkung des Kortisons zunutze machen und es bei rheumatischen Erkrankungen einsetzen. Das Medikament kann mit einer Spritze direkt in das Gelenk verabreicht werden. Bei regelmäßiger Anwendung höherer Dosen ist

mit Nebenwirkungen wie Knochenentkalkung, Hautverdünnung und Gesichtsveränderungen zu rechnen. Eine ein- oder zweimalige Verabreichung in das Gelenk führt zu keinen wesentlichen Nebenwirkungen auf den Gesamtorganismus (siehe Gelenkinjektion).

Krankengymnastik
Gezielte gymnastische Übungen, zur Verbesserung der Beweglichkeit und der Kräftigung der Skelettmuskulatur. Eine Krankengymnastik ist nach Erkrankungen des Kniegelenkes, die zu einer Beeinträchtigung des Bewegungsspiels oder zu einer Muskelabmagerung geführt haben, angezeigt. Dazu gehören Meniskus- und Bandverletzungen, Entzündungen des Kniegelenkes und aktivierte Arthrosen. Durch eine Krankengymnastik läßt sich die Zeit der Rekonvaleszenz deutlich verkürzen und eine erhebliche Funktionsverbesserung erreichen.

Kreuzbandplastik — siehe **Bandplastik**

Kurzwellentherapie
Anwendung von hochfrequenten Wechselströmen im Kondensatorspulenfeld. Die Kurzwellen erwärmen das bestrahlte Gewebe. Dadurch läßt sich u.a. bei folgenden Erkrankungen, die sich jedoch nicht im akuten Stadium befinden dürfen, eine Linderung erzielen: Arthrosen, Sehnenansatzreizungen, Überlastungsbeschwerden, Chondropathia patellae. Da die Kurzwellenbestrahlung mit einer Erwärmung des Gewebes einhergeht, können akute Krankheitsprozesse ungünstig beeinflußt werden. Um die Nebenwirkungen möglichst gering zu halten, sollte am Anfang nur eine geringe Dosis über einen kurzen Zeitraum verabreicht werden.

Massage
Meist mit den Händen ausgeführte physiotherapeutische Therapie zur Stoffwechselanregung der Muskulatur und des Unterhautgewebes. Durch eine Massage lassen sich schmerzhafte Verspannungen, Gewebeverklebungen und Gewebereizungen behandeln. Eine besondere Form ist die Quermassage (Querfriktion), mit der insbesondere Entzündungen der Sehnenansätze behandelt werden können. Die Massage ist in der Lage, den Heilungsprozeß nach Verletzungen bzw. Überlastungen günstig zu beeinflussen.

Meniskusoperation
Operatives Verfahren zur Behandlung eines Meniskusschadens. Hierbei kann es sich um die Glättung eines eingerissenen- bzw. durch Abnutzung veränderten Meniskus oder um seine komplette

Entfernung handeln. Heute können die meisten Meniskusoperationen im Rahmen einer Kniegelenkspiegelung durchgeführt werden. Die komplette Entfernung des Meniskus begünstigt langfristig die Entstehung einer Arthrose.

Muskelaufbautraining
Trainingstherapie zur Kräftigung der Muskulatur nach Erkrankungen oder Verletzungen. Ein Muskelaufbautraining ist zum Beispiel nach Meniskusoperationen oder Kreuz- bzw. Seitenbandrissen angezeigt. Je kräftiger die Muskulatur nach einer Erkrankung oder Verletzung des Knies ist, desto besser ist die Stabilisierung, die einen Schutz vor weiteren Verletzungen bietet. Ein Muskelaufbautraining kann bei einem Krankengymnasten oder einem spezialisierten Masseur durchgeführt werden. Die erlernten Übungen sollten auch zuhause weitergeführt werden.

Orthese
Orthopädietechnisches Hilfsmittel zur Stabilisierung und Funktionsverbesserung des Kniegelenkes. Die Orthese schient das Kniegelenk von außen. Dadurch ist es möglich, bei schweren Bandverletzungen oder Fehlstellungen im Kniegelenk sicher zu laufen. Mit scharnier- oder zahnradgeführten Orthesen können auch Personen mit Bandverletzungen Sport treiben. Eine Orthese wird meist individuell nach einem Gipsabdruck hergestellt.

Osteosynthese
Operative Knochenbruchbehandlung mit Schrauben, Platten oder Nägeln. Brüche des Ober- oder Unterschenkels, insbesondere gelenknahe Brüche, sollten möglichst exakt wiederhergestellt werden, um einen frühzeitigen Verschleiß zu verhindern. Hierzu dient eine Knochenoperation, bei der der Orthopäde oder Chirurg die einzelnen Bruchfragmente unter Sicht zusammenfügt und dann mit Schrauben fixiert. Das eingebrachte Fremdmaterial wird ca. 1 bis 1½ Jahre später wieder entfernt. Eine seltene Komplikation ist die Gelenkinfektion, die bei unter 3% der operierten Patienten eintritt.

Punktion
Flüssigkeitsentnahme aus einem Gelenk oder einem Schleimbeutel. Eine Punktion wird hauptsächlich nach einer Verletzung oder bei einer Entzündung des Kniegelenks durchgeführt. Darüber hinaus sollte auch eine Schleimbeutelentzündung, bei der eine deutliche Schwellung vorliegt, durch eine Punktion entlastet werden.

Die Punktion unterstützt die Normalisierung des Gelenkstoffwechsels und entfernt Substanzen aus dem Gelenk, die den Knorpel schädigen können.
Um den Patienten möglichst wenig zu belasten, wird die Punktion meistens in lokaler Betäubung durchgeführt. Die Punktion hat auch eine diagnostische Bedeutung. So läßt sich mit ihr eine Blutung feststellen, die nach einer Verdrehung aufgetreten ist und als Zeichen einer schweren Verletzung (zum Beispiel Kreuzbandriß) gedeutet werden muß.

Röntgendiagnostik
Diagnostisches Verfahren, bei dem der Knochen mittels Röntgenstrahlen sichtbar gemacht wird. Bei länger anhaltenden Kniebeschwerden sollte sowohl eine körperliche Untersuchung als auch eine Röntgenaufnahme angefertigt werden, um die Diagnose zu sichern. Die Strahlenbelastung der Röntgenaufnahme des Kniegelenkes ist gering, da die Keimdrüsen abgedeckt werden und sich das Strahlungsfeld außerhalb des Körperstammes befindet.

Schienenhülsenapparat
Orthopädietechnisches Hilfsmittel zur Stabilisierung einer ausgeprägten Gelenkinstabilität. Die Anfertigung eines Schienenhülsenapparates für das Kniegelenk ist erforderlich, wenn neben einer schweren Bandlockerung muskuläre Verletzungen oder Lähmungen vorhanden sind. Besonders häufig wird ein Schienenhülsenapparat zur Behandlung der spinalen Kinderlähmung eingesetzt.

Synovektomie
Operative Entfernung der Gelenkinnenhaut zur Behandlung entzündlicher bzw. rheumatischer Krankheitsprozesse. Die Synovektomie wird am häufigsten bei der rheumatoiden Arthritis des Kniegelenks durchgeführt. Das kranke Gewebe wird entfernt. Nach dem Eingriff bildet sich eine neue Gelenkinnenhaut, der die aggressive Wachstumstendenz des rheumatischen Gewebes fehlt. Um eine Gelenkeinsteifung nach der Operation zu vermeiden, ist eine intensive krankengymnastische Behandlung erforderlich.

Synovia-Analyse – Untersuchung der Gelenkflüssigkeit
Diagnostisches Verfahren, bei dem die mittels einer Punktion gewonnene Gelenkflüssigkeit mikroskopisch und biochemisch untersucht wird. Hierdurch lassen sich Rückschlüsse auf die Ursache der Gelenkschwellung gewinnen und ein verletzungsbedingter von einem rheumatischem Gelenkerguß unterscheiden.

Tape-Verband
Verband aus unelastischen Pflasterzügen, der das Kniegelenk stabilisiert und die Beweglichkeit einschränkt. Ein Tape-Verband ist zur Behandlung von Kniegelenksverletzungen wie zum Beispiel stärkeren Verdrehungen oder auch Prellungen geeignet. Durch die Stabilisierung werden die Heilungsvorgänge günstig beeinflußt und Extrembewegungen ausgeschaltet.

Thomas-Schiene
Orthopädietechnisches Hilfsmittel zur Entlastung des Beines einschließlich des Knie- und Hüftgelenkes. Die Schiene stützt sich am Sitzbein ab. Das Bein hängt weitgehend entlastet in der Orthese. Die Thomas-Schiene ist angezeigt bei Erkrankungen des Hüft- und Kniegelenkes bzw. des Oberschenkels, bei denen eine Entlastung über einen längeren Zeitraum notwendig ist. Am häufigsten wird sie zur Behandlung der Perthesschen Erkrankung verordnet. Sie kann auch bei der Osteochondrosis dissecans getragen werden.

Ultraschalltherapie
Anwendung von Ultraschallwellen zur Verbesserung des Stoffwechsels und zur Geweberegeneration. Der Ultraschall hat sich besonders bei schmerzhaften Muskel- und Sehnenansatzreizungen (Tendinosen) und Verletzungsfolgen (Distorsionen, Prellungen) bewährt. Er hat eine heilungsfördernde Wirkung und beschleunigt die Knochenbruchheilung. Bei einer niedrig dosierten Ultraschallbehandlung sind keine Nebenwirkungen zu erwarten.

Ultraschalluntersuchung
Anwendung von Ultraschall zu diagnostischen Zwecken. Mit der Ultraschalluntersuchung können Erkrankungen und Verletzungen der Weichgewebe, zum Beispiel des Muskels und der Sehnen, erkannt werden. Mit leistungsstarken Geräten ist auch die Untersuchung des Meniskus möglich, wenngleich der Aussagewert bisher noch begrenzt ist. Die Ultraschalluntersuchung kann beliebig oft wiederholt werden, da sie nebenwirkungsfrei ist.

Umschläge
Am Knie kommen vorzugsweise entzündungshemmende Umschläge in Frage. Diese können am einfachsten mit kaltem Leitungswasser gemacht werden. Ein Küchenhandtuch wird in das Wasser eingetaucht, ausgewrungen und bis zur Aufnahme der Körpertemperatur auf dem Kniegelenk belassen. Wirkungsvoller ist die Benutzung von Eiswasser oder von Wasser-Alkohol-Gemischen. Hierbei wird ein Teil 70%iger Alkohol mit zwei Teilen

Wasser gemischt. Das Handtuch wird mit der Flüssigkeit beträufelt. Es entsteht eine Verdunstungskälte, die eine abschwellende und schmerzlindernde Wirkung auf das Kniegelenk ausübt.

Umstellungsoperation
Operatives Verfahren zur Korrektur der Beinachse. So kann zum Beispiel bei einem O-Bein ein nach außen gerichteter Keil aus dem Schienbeinkopf entnommen werden. Das Bein wird danach geradegestellt, die nun erreichte Korrektur wird mit Platten und Schrauben oder mit einem Gips fixiert. Eine Umstellungsoperation ist u. a. dann angezeigt, wenn wegen der Fehlstellung die raschere Entwicklung einer Arthrose zu erwarten ist.

Sachverzeichnis